Heide Hoffmann

Ich bin KEIN Mängelexemplar – mein Leben mit einer seltenen Erkrankung

Ein Buch für Betroffene, Angehörige, Mediziner und Neugierige

Heide Hoffmann

Ich bin KEIN Mängelexemplar – mein Leben mit einer seltenen Erkrankung

Ein Buch für Betroffene, Angehörige, Mediziner und Neugierige

lehmanns media

Impressum

Bibliografische Information der Deutschen Nationalbibliothek
Die Deutsche Nationalbibliothek verzeichnet diese Publikation in der Deutschen Nationalbibliografie; detaillierte bibliografische Angaben sind im Internet unter `http://www.dnb.de` abrufbar.

Dieses Buch beruht auf wahren Begebenheiten. Aus Gründen des Persönlichkeitsschutzes wurden jedoch einige Namen von Personen verfremdet.

Helmholtzstr. 2-9
10587 Berlin
Umschlag: Bernhard Bönisch

Satz & Layout: LaTeX(Zapf Palatino) Volker Thurner, Berlin
Druck und Bindung: Azymut • Warszawa • Polen
ISBN 978-3-96543-093-8 www.lehmanns.de

Geleitwort

Zugegeben, ich kann von einer – geringen! – Mitschuld daran, dass Sie dieses Buch jetzt in Händen halten, nicht freigesprochen werden. Ich habe Frau Privatdozentin Dr. Heide Hoffmann ermutigt, als sie mir ihre Idee präsentierte, die Geschichte ihres Erlebens der Hypophyseninsuffizienz aufzuschreiben. Kurz nachdem mehr oder weniger zufällig in der Mitte ihres Kopfes ein gutartiges Hypophysenadenom entdeckt wurde, blutete dieses ein und zerstörte die Funktionsfähigkeit der Hirnanhangdrüse, die viele Hormonfunktionen in unserem Körper steuert. Wir bemerken die Hormone nicht, so lange alles in Ordnung ist und richtig funktioniert. Selbst wenn sich Fehlfunktionen einstellen, werden diese häufig nicht erkannt und die betroffenen Patienten treten eine oft lange Reise durch die verschiedenen Fachdisziplinen der Medizin an, ehe die Symptome richtig zugeordnet werden und die korrekte Diagnose gestellt wird.

Frau Dr. Hoffmann schildert in diesem Buch sehr eindrucksvoll als Betroffene die Symptome und Zeichen der Erkrankung, die subtilen und drastischen Veränderungen, die diese mit sich brachte und sie formuliert mit Humor – und an einigen Stellen schonungslos gegen sich selbst – auf sehr nachempfindbare Weise. Dieser Bericht, dieses persönliche Selbstzeugnis kann sowohl anderen betroffenen Patienten, als auch mit dieser seltenen Krankheit weniger vertrauten, im Gesundheitswesen tätigen Menschen eine Hilfe sein, nicht nur die weitgehend unspezifischen Zeichen und Symptome dieser Erkrankung in ihrem verbundenen Auftreten richtig zu erkennen, sondern auch die damit verbundenen Belastungen nachzuvollziehen. Frau Dr. Hoffmann beschreibt sich selbst als *Hochschullehrerin mit Leib und Seele* und *mit Entertainer-Qualitäten*. Bei der Lektüre dieses Buches erscheint beides sofort glaubhaft und zumindest zeitweise wünscht man sich, Ökologischen Landbau studiert und in ihrer Vorlesung gesessen zu haben.

Dieses Werk ist mehr als ein sachlicher Bericht einer Betroffenen über ihre seltene Erkrankung. Frau Dr. Hoffmann lässt uns an den Folgen dieser einschneidenden Erkrankung für ihre Sicht auf den Sinn des Lebens und den Unsinn der Krankheit teilhaben. Sie teilt sehr persönliche Eigenheiten mit und zeigt Wege für Betroffene auf, zu einem glücklichen und erfüllten Leben zurückzufinden. Für ihre Offenheit – die anderen Betroffenen Anknüpfungspunkt und Außenstehenden die Möglichkeit zum authentischen Miterleben bietet –, gebührt ihr Dank und Anerkennung.

Es ist die Authentizität ihrer Darstellung, die mich folgern lässt, dass Frau Dr. Hoffmann nicht nur eine beliebte Hochschullehrerin ist, sondern auch eine begabte Schreiberin. Dieses Buch verdient viele Leser und auch jene, in deren eigenem Erleben zum Glück keine – seltene oder häufige – Krankheit vorkommt, werden betroffen sein.

Prof. Dr. Christian J. Strasburger

Past-President, The Pituitary Society

Berlin, 27. Januar 2020

Inhaltsverzeichnis

Vorbemerkung

> Man soll die Dinge nicht so tragisch nehmen, wie sie sind
>
> *(Karl Valentin)*

„Du bist ein Mängelexemplar – das hast du mir seinerzeit verschwiegen“, sagt mein Mann manchmal scherzhaft zu mir, und niemand sonst wüsste mit dieser Bemerkung etwas anzufangen. Ich bin erfolgreiche Hochschullehrerin, schlank und sehe deutlich jünger aus, als mein chronologisches Alter vermuten lässt. Warum also Mängelexemplar? Nun, seit dem 6. März 2016 gehöre ich einer Minderheit in Deutschland an: der Gruppe von Menschen mit seltenen Erkrankungen, noch genauer zu den 0,04 %, die an einer sogenannten Hypophyseninsuffizienz leiden. An diesem Tag blutete ein kurz zuvor entdeckter Tumor an der Hypophyse ein, in deren Folge meine Hypophyse, das haselnussgroße Steuerzentrum für viele hormonelle Vorgänge im Körper, seine Funktion einstellte. Das bedeutet, dass ich seitdem alle Hormone, die durch die Hypophyse bereitgestellt oder aktiviert werden, nun selbst ersetzen und justieren muss – ein von nun an wahrhaft selbstbestimmtes Leben. Oder eher ein durch Tabletten und Spritzen bestimmtes Leben. Gleichzeitig bedeutet es auch, dass ich immer ein Nothilfeset mit einer Cortison-Spritze und einen Notfallausweis mitführen muss. Bei jedem Arztbesuch muss ich erklären, was ich für eine Grunderkrankung habe. Eine Magen- oder Darmspiegelung, sonst eine Sache von einer Stunde, ambulant beim niedergelassenen Arzt durchgeführt, ist jetzt eine Angelegenheit mit stationärem Aufenthalt im Krankenhaus und vorherigem Hydrocortison-Infusionstropf. Reisen in Länder und Gegenden, wo keine ausreichende medizinische Versorgung besteht, sind für mich tabu. Selbst wenn ich in Deutschland zu Freunden zu Besuch fahre, erkläre ich nach meiner Ankunft zuerst das Verhalten im Falle eines Notfalls, der bei meiner Krankheit den gefürchteten Namen „Addison-Krise“ trägt, bevor wir uns dem Besuchsprogramm widmen. Kurzum, ich war nach der Entdeckung und Einblutung des Tumors von einem Moment auf den anderen etwas ganz Besonderes – ich habe jetzt dauerhaft eine seltene Erkrankung.

Seltene Erkrankung oder Krankheit bedeutet, dass die Anzahl der Betroffenen überschaubar ist. Laut dem deutschen Bundesministerium für Gesundheit gilt eine Erkrankung dann als selten, wenn nicht mehr als 5 von 10.000 Menschen in der Europäischen Union betroffen sind.[1]

Keine seltene Krankheit ist zum Beispiel Bluthochdruck. Darüber klagt in Deutschland fast jeder dritte Erwachsene. In der Altersgruppe der 70 bis 79-Jährigen sind sogar drei von vier Erwachsenen davon betroffen. (Smajić, A., 2017:5) Im Fall meiner Erkrankung sind es nur 4 von 10.000 Menschen. Das Wissen um Entstehung und Behandlung von seltenen Erkrankungen kann selbst bei vielen Medizinern nicht unbedingt vorausgesetzt werden. Zwar gibt es das wunderbare Netzwerk Hypophysen- und Nebennierenerkrankungen e. V. *Glandula* mit Internetseite und Informationsbroschüren. Dennoch ist es vielleicht noch etwas anderes, wenn eine Betroffene selbst berichtet, als wenn Nicht-Betroffene zum Thema schreiben. Mit diesem Buch soll deshalb eine Lücke geschlossen werden. Als Geschichte, meiner Geschichte der Krankheit, in der sich nicht nur Betroffene mit all ihren Sorgen und Fragen wiedererkennen können.

Ich war erst jetzt in der Lage, drei Jahre nach dem *worst case*, meine Erfahrungen mit der Erkrankung gedanklich aufzuarbeiten und mich mit den Folgen positiv auseinanderzusetzen. Solange brauchte ich, um mit mir ins Reine zu kommen und auch bestimmte Aspekte der Erkrankung verstehen und verarbeiten zu können. Als Kind war ich eher ernsthaft, dabei sehr sensibel und phantasiebegabt. Meine praktisch veranlagte Mutter versuchte deshalb mit dem Satz: „Stell dich nicht so an!“ Lebenstüchtigkeit zu generieren. Mein Lösungsansatz als Erwachsene war dann eher, mir ein Schutzschild zuzulegen und in allen Dingen eine mögliche positive Seite zu suchen bzw. negative

[1] `https://www.bundesgesundheitsministerium.de/themen/praevention/gesundheitsgefahren/seltene-erkrankungen.html`, Zugriff am 10. 12. 2019

Dinge zu verdrängen; vor allem, als mir mit zunehmendem Lebensalter die Endlichkeit des Lebens bewusst wurde. Getreu dem Spruch: „Gibt das Leben dir Zitronen, mach Limonade draus". Oder, wie Karl Valentin so weise sagte: „Ich freu mich wenn es regnet, denn wenn ich mich nicht freue, regnet es auch!"

Daran habe ich mich gehalten. Ich bin heute ein absolut positiv eingestellter Mensch mit einem „sonnigen Gemüt", wie mein Mann meint. Dieses sonnige Gemüt habe ich mir hart erarbeitet, und es hat mir sehr geholfen, mit der Erkrankung umzugehen. Natürlich kann man solche Erkrankungen nicht so einfach weglachen. Und natürlich habe auch ich (mindestens) eine Stelle in meinem Schutzpanzer, auf die das Lindenblatt gefallen ist – wie bei Siegfried, als er in Drachenblut badete. Manchmal kommen Ängste hoch – z. B. dann, wenn im Fernsehen berichtet wird, dass China und Indien die wichtigsten Produzenten von Medikamenten sind; wir also vom Import abhängig sind. Was, wenn die Produktion stockt oder Medikamente nicht mehr geliefert werden? Nicht auszudenken! Aber dann denke ich daran, was für ein Glück ich hatte, dass der Tumor gutartig war und kein bösartiger, wie bei Wolfgang Herrndorf, dessen Buch *Arbeit und Struktur* ich zwei Jahre nach meiner Erkrankung mit tiefer Erschütterung gelesen habe. Übrigens konnte ich vorher nicht einmal die Informationsbroschüren zu meiner Erkrankung lesen, die mein Mann besorgt und auf dem PC gespeichert hatte. Ich wollte das alles nicht wissen. Ein typischer Verdrängungsmechanismus, der bei mir eingesetzt hatte. Beschäftigung und Aufarbeitung mit dem für mich Fassbaren brauchte eben Zeit und Abstand. Selbst heute reicht es mir manchmal einfach nur zu sagen: „Ich habe eine Hypophyseninsuffizienz. Punkt. Ausrufezeichen!"

Da ich annehme, dass es anderen Betroffenen und deren Angehörigen ähnlich geht, will ich vor allem Mut machen und an meinem Beispiel zeigen, wie es dennoch möglich sein kann, ein weitgehend selbstbestimmtes „normales" Leben zu führen. Weil ich mir viele Informationen aus dem Internet, aus Patientenbroschüren des Netzwerks oder von den Mitgliedern meiner Selbsthilfegruppe zusammensuchen musste, ergänzt deshalb ein zusätzlicher Ratgeberteil meine persönlichen Erlebnisse und Erfahrungen.

Für Mediziner und medizinisches Personal ist es vielleicht interessant, das Erleben und den Umgang mit der Hypophyseninsuffizienz aus dem Blickwinkel einer Patientin zu erfahren. Es ist ein Erfahrungsbericht, in dem auch biochemische Abläufe in meinem Körper, die mit meiner Krankheit zusammenhängen, dargestellt werden. Diese Aspekte sind so beschrieben, wie sie für mich als Patientin und Nicht-Medizinerin verständlich sind. Das Buch ist deshalb kein medizinisches Nachschlagewerk zum Thema „Krankheiten der Hypophyse“. Dazu gibt es viel profundere Bücher von Medizinern für Mediziner.

1 „Sie haben da was“ – Die Schrecken der Entdeckung

Angst ist eine Vorbereitung auf die Gefahr

(General von Clausewitz)

Am Anfang stand die Entdeckung des Tumors als Begleitbefund. Woran merkt man überhaupt, dass man einen Tumor, also eine Wucherung im Kopf und speziell an der Hypophyse hat? Die Frage ist nicht einfach zu beantworten. So richtig merkt man es eben nicht. Äußerlich jedenfalls. Es sind eher bestimmte Symptome, die sich irgendwann bemerkbar machen – und auch da kommt man nicht unbedingt auf die Idee: Ah, ich habe einen Tumor im Kopf. Es können verschiedene absolut unspezifische Beschwerden sein, die auf eine Störung des hormonellen Systems hinweisen und damit auf einen Tumor als Ursache. Das sind zum Beispiel Leistungsabfall und vermehrte Schlappheit, Übelkeit und häufige Kopfschmerzen. Dazu kommen Erbrechen und Sehstörungen, vielleicht sogar Verlust der Achsel- und Schambehaarung. Natürlich braucht so ein Gewächs Platz im Kopf, auch wenn er mit knapp zwei Zentimetern Größe, wie bei mir, eher vernachlässigbar klein erscheint. Der Schädel ist nun mal fest und nicht dehnbar und eigentlich schon mit allem ausgefüllt, was der Mensch braucht. Einen Tumor braucht er nicht. Der ist nicht vorgesehen und muss sich deshalb Platz verschaffen. Die Mediziner sprechen dann von einem Tumor mit raumfordernder Wirkung. Es kann zu Sehproblemen kommen bei bis zu 40 % der Patienten. Dazu haben bis zu 70 % der Betroffenen Gesichtsfeldausfälle und Kopfschmerzen. (Jockenhövel & Petersenn et al 2011:139) Hinzu kommt bei vielen eine starke Müdigkeit und Abgeschlagenheit. Diese Merkmale treten schleichend auf. Die Entdeckung der Erkrankung ist deshalb oftmals rein zufällig. Es gibt jahrelange Leidensgeschichten von Betroffenen, die Beschwerden hatten, die niemand zu deuten wusste. Sie werden von einem Arzt zum anderen geschickt, bis hin zum Psychologen, weil man sich ja auch jede Menge einbilden kann.

Diese gutartigen Tumore an der Hypophyse heißen Adenome. Es wird dann je nach Größe zwischen Mikro- oder Makroadenomen unterschieden. Die Makroadenome haben eine Größe ab 1 cm Durchmesser. Sie sind dann so groß wie die Hypophyse. Sie können wachsen und ihre Größe innerhalb von drei Jahren verdoppeln. Bei einer Größe von mehr als 2 cm sollte meist operiert werden. Vorher kann bei manchen dieser Hypophysenadenome mit Medikamenten das Wachstum begrenzt werden. Eine Einblutung ist eher selten. Natürlich hatte ich mir das Seltene ausgesucht: Makroadenom und Einblutung! Dennoch hatte ich Glück im Unglück, dass mein Tumor, der für alles Nachfolgende verantwortlich war, vor der Einblutung entdeckt wurde. Und zwar zufällig. Ich hatte mir einen Tinnitus zugezogen, dieses Pfeifen, Sirren oder Trillern im Ohr, welches seltsamerweise nicht im Ohr selbst, sondern im Gehirn entsteht. Das ist auch noch eine weitgehend unbehandelbare, weil mit vielen offenen Fragen verbundene Erkrankung, die manchmal mit „Infarkt im Ohr“ bezeichnet oder mit „Rauschen des Blutes“ abgetan wird. Nun hatte sich mein rechtes Ohr, also mein Telefonohr, zum „bösen“ besonders empfindlichen Ohr entwickelt und ich war deswegen in der Semesterpause beim HNO-Arzt. Obwohl mir der Arzt die gegenwärtig geringen Behandlungsmöglichkeiten von Tinnitus aufgezeigt hatte – was bedeutete, ich muss mich eben damit arrangieren – ordnete er ein MRT an. Ich gestehe, dass ich erst dachte, dass er nur die Krankenkasse „melken“ wollte (ich habe mich später bei ihm entschuldigt!). Die Dame von der Krankenkasse, die ich vorsichtshalber noch einmal angerufen hatte, bestärkte mich aber darin, dieses MRT anfertigen zu lassen, man könne da nichts falsch machen. Wie recht sie hatte!

Ich machte also einen Termin in der Radiologischen Praxis, die mir den frühestmöglichen Termin gab und flog anschließend auf eine zehntägige Dienstreise nach Havanna auf Kuba. Havanna und Kuba waren wie immer fabelhaft. Ich war schon mehrmals dort und habe ein enges Verhältnis zu den kubanischen Kollegen und überhaupt zu den kubanischen Menschen, obwohl ich zugegebenermaßen jedes

Mal froh bin, wieder in meine heile Welt zurückzufahren und die Experimentierstube des Sozialismus mit dem großen Willen und den geringen Möglichkeiten zurücklassen zu können. Als ich mit vielen neuen Ideen im Kopf (!) von der Reise zurückkam, fand ich einen Brief von meinem Arzt in der Post, in dem stand:

> `Betreff: Zeitnahe Vorstellung`
>
> `Sehr geehrte Frau Dr. Hoffmann,`
>
> `der Tatsache geschuldet, dass wir Sie telefonisch nicht erreichen konnten, bitten wir Sie, sich zeitnah mit uns in Verbindung zu setzen. Es geht um Ihren MRT-Befund, welcher dringend besprochen werden muss.`
> `Befund: möglicher Tumorverdacht`
>
> `Mit freundlichsten Grüßen`
>
> `Prof. Dr. med. O.`

Was für ein Schock! Das war am Mittwochabend. Eben noch unter südlicher Sonne im farbenfrohen warmen Havanna und gerade nach mehrstündigem Flug in Tegel gelandet, rief ich sofort in der Praxis an und wurde umgehend mit dem Chefarzt verbunden: „Mhmm“, meinte er, „Sie wollen sicher nicht bis Montag warten; lassen Sie morgen noch einmal ein MRT mit Kontrastmittel machen und kommen Sie Freitag früh in die Praxis“.

Das machte ich umgehend und war zunächst etwas entspannter, weil mein Mann und ich vermuteten, dass mit dem vermeintlichen Tumor mein mir gut bekanntes Osteom gemeint sein könnte. Dieser gutartige Knochentumor hatte mich vor 35 Jahren bei seiner Entdeckung in Angst und Schrecken versetzt. Ich habe seitdem eine kleine knöcherne Beule auf dem Schädel über meinem linken Ohr. Die sieht man nicht unter den Haaren. Als dieses Osteom seinerzeit bei einem stationären Aufenthalt durch eine sogenannte Angiographie diagnostiziert wurde, hatte ich vor dem Gang ins Krankenhaus mein Testament gemacht. Nicht wegen irgendwelcher Reichtümer, sondern weil unser kleiner Sohn damals erst 5 Jahre alt war und mein Mann und ich damals noch unverheiratet zusammenlebten. Zur unendlichen Erleichterung meinte der Oberarzt seinerzeit abschließend zu mir:

„Wenn das Ding nur Sie und Ihre Friseurin stört, dann machen wir nichts daran und beobachten nur in regelmäßigen Abständen seine Entwicklung“. Mit diesem Gedanken ließ ich jetzt also noch einmal ein MRT mit Kontrastmittel machen. Leider bestätigten sich unsere schlichte Vermutung und Hoffnung nicht. Ein Knochentumor AM Kopf ist ja auch was anderes als ein Tumor IM Kopf.

Die Damen in der HNO-Praxis, sonst durchaus mit der etwas ruppigen Berliner Mund- und Wesensart ausgestattet, begrüßten mich beinahe zartfühlend, was mich noch misstrauischer stimmte, und ich durfte fast sofort ohne die üblich lange Wartezeit im Behandlungszimmer Platz nehmen. Die neue Aufnahme bestätigte den Verdacht:

16 x 17 x 18 mm große intraselläre Raumforderung, die sich insbesondere nach supraselläar und geringer auch nach parasellär ausdehnt und das Chiasma opticum links betont komprimiert. In erster Linie kommt ein Makroadenom der Hypophyse in Betracht. Endokrinologische und neurochirurgische Vorstellung wird empfohlen.

Ich muss dazu sagen, dass ich in dem Moment außerstande war, den tatsächlichen Gehalt der Informationen zu realisieren bzw. auf mich zu beziehen. Meinem Mann ging es ebenso. Ich sah ja noch genauso aus wie vor dem Befund. Äußerlich hatte sich nichts verändert. Und nun war da was in meinem Kopf, was da nicht hingehörte. Prof. O. beruhigte mich etwas, indem er Krebs ausschloss, weil ein Adenom ein gutartiger Tumor ist. Er meinte sogar, dass man diese Geschwulst vielleicht auch medikamentös behandeln könnte. Er wäre als HNO-Arzt jedoch nicht der Fachmann dafür und riet mir, unbedingt einen Endokrinologen aufzusuchen (was ist das für eine Spezies?), einen Neurochirurgen und einen Augenarzt. Bei „Augenarzt“ schaute ich zunächst irritiert. Aber klar, das, was mir da unbemerkt zugewachsen war, drückte auf die Sehnervenkreuzung, wissenschaftlich *Chiasma opticum* genannt. So stand es im Befund der Radiologischen Praxis. Damit hatte ich die Erklärung, warum ich in letzter Zeit solche Schwierigkeiten mit dem Lesen am Computer hatte. Ich konnte nämlich die Buchstaben nicht mehr richtig erkennen, was sowohl bei der reinen Computerarbeit, als auch in der Vorlesung extrem anstrengend für mich war.

So verrückt es klingt, erst einmal war es für mich erleichternd, den Grund dafür zu hören. Klarheit, finde ich, gibt Gespenstern keine Chance. Wenn etwas klar ist, dann weiß ich, wie ich damit umgehen muss. Da ich sehr viel Phantasie habe, kann ich mir nämlich sofort und ohne Probleme aus winzigsten Andeutungen Riesengebilde der Furcht ausmalen. Diese schrecklichen Phantasiegestalten bestimmen dann nachts meine Träume und wirken sich auch auf mein Lebensgefühl am Tage aus. Nein, dann doch lieber Fakten, um handeln zu können. Jetzt wusste ich also, dass ich nichts mit den Augen selbst hatte, weil ich nicht mehr richtig sehen konnte, sondern dass ein Tumor die Ursache war. Wie ich später erfuhr, ist das Doppeltsehen ein typisches Indiz für diese Art von Tumor bei einer bestimmten Größe. Zunächst musste ich aber erst einmal nachschauen, was denn „Hypophyse“ oder auf Deutsch „Hirnanhangdrüse“ eigentlich bedeutet. Wo liegt sie und was macht sie?

Ich komme etwas später noch einmal darauf zurück. In diesem Moment war ich nur froh, dass ich in Berlin mit seinem umfangreichen Gesundheitsangebot lebe. Die Suche nach den angegebenen Fachleuten war trotzdem nicht leicht. So war es schier unmöglich, einfach einen Termin in einer der neurochirurgischen Praxen zu bekommen, die ich mir aus dem Internet herausgesucht hatte. Ich wurde ungerührt von den Damen am jeweiligen Empfang abgewiesen. Aber Neurologie oder gar Neurochirurgie wäre ja auch erst der zweite Schritt gewesen. Zunächst war ein Endokrinologe der wichtigste ärztliche Ansprechpartner. Ich wählte die Telefonnummer der ersten Adresse, die mir „Prof.“ Google nannte, und bekam als Notfall sofort einen Beratungstermin. Hier wurde ich durch Frau Dr. J., die mir später eine verlässliche Ärztin werden sollte, noch einmal beruhigt, dass es sich um einen gutartigen Tumor handelte und vielleicht ein Medikamenteneinsatz sein Wachstum stoppen und ihn sogar zurückdrängen ließe. Und ich bekam auch einen Hinweis, welcher Augenarzt eventuell ansprechbar wäre, um die Wirkung des Tumors auf mein Sehvermögen exakt zu testen. Speziell sollte mein Gesichtsfeld getestet werden. Und was ist ein Gesichtsfeld? Aha, auch dafür fand ich die Definition und die Art der Untersuchung gleich dazu: *Was ein Mensch sieht, ohne das Auge zu bewegen, nennt man Gesichtsfeld.*[1]

[1] `https://www.gesundheitsinformation.de/welche-augenuntersuchungen-gibt-es.2966.de.html`, Zugriff am 27. 7. 2019

Ein eingeschränktes Gesichtsfeld bedeutet häufig, dass man einen Tunnelblick hat. Das heißt, an den Seiten oder oben und unten werden Dinge nicht wahrgenommen, so dass man sich zum Beispiel am Türrahmen stoßen kann.

Ich sollte an dieser Stelle erwähnen, dass ich mir erst im Januar eine neue superschicke und superteure Brille angeschafft hatte. Die Optikerin stellte schon damals beim Messen fest, dass ich trotz aller Tricks – oder besser aller Einstellungen – auf dem linken Auge einfach nicht richtig sehen konnte. Sie riet mir vorsichtshalber zu einer augenärztlichen Untersuchung. Dem Rat folgte ich und ließ mir einen Termin in der nächstgelegenen Augenarztpraxis geben. Dort wurde ich aber lediglich um 25 Euro für eine IGe-Leistung erleichtert, weil man eine Netzhautdegeneration prüfte, die jedoch nicht vorlag. Also Brille bestellt und bezahlt. 1 500 Euro, die sich zwei Monate später als in den Sand gesetzte Investition erwiesen.

Jetzt, an diesem Tag Anfang März 2016, bekam ich bei dem mir empfohlenen Augenarzt glücklicherweise sofort einen Termin und der Professor nahm nach einer Sehtest- und Gesichtsfeldprüfung meine Daten erst einmal auf.

In dem Moment jedoch, als ich das Behandlungszimmer verließ, durchschoss ein plötzlicher furchtbar schneidender Schmerz meinen Kopf und der Arzt, der meine unwillkürliche Reaktion bemerkt hatte, meinte noch: „Haben Sie sich gestoßen?" Nein, hatte ich nicht! Ich wusste nicht, was es war. Später war klar: Das war der Moment der Einblutung! Ich verdrängte tief luftholend den Schmerz und ging wieder in mein Uni-Büro. Mein Kollege und ich hatten am Freitagnachmittag die Verteidigung einer Bachelorarbeit angesetzt. Ich machte anschließend alle Unterlagen für das Prüfungsamt fertig und bei der Gelegenheit auch noch die Abrechnung meiner Havanna-Dienstreise. Anschließend packte ich die jeweiligen Unterlagen in Umschläge und legte sie auf meinen Tisch, um sie am Montag in die Poststelle zu bringen. Es war ziemlich spät, wie so oft, als ich mein Büro an diesem Freitagabend verließ.

Am Abend nahmen die Kopfschmerzen zu und wurden in der Nacht unerträglich. Nichts half – weder Wasser trinken als bewährtes einfaches Hausmittel, noch die stärksten Schmerzmittel aus der Hausapotheke. Inzwischen war es Tag geworden und ich dachte mir, vielleicht hilft Spazierengehen an der frischen Luft des kalten grauen Märztages. Auch das war keine gute Idee. Ich litt vor mich hin. Schließlich beschloss mein besorgter Mann am Sonntag: „Wir bringen dich zur Rettungsstelle!“ Das war ein weiser und lebensrettender Entschluss! Unsere Wohnung liegt gleich weit entfernt von der Berliner Charité und dem St. Hedwig-Krankenhaus. Erfahrungsgemäß ist die Notaufnahme in der Charité immer überfüllt, also zum St. Hedwig-Krankenhaus in die Große Hamburger Straße. Tatsächlich hatten wir Glück, wir kamen ziemlich schnell dran. Während ich noch zur Entschuldigung ansetzen wollte, ausgerechnet am Wochenende die diensthabenden Rettungsärzte belästigen zu müssen, achteten die glücklicherweise nicht auf meine ersten Worte, sondern verfrachteten mich auf ein Krankenhausbett und hielten mir punktgenau einen Spuckbeutel vor das Gesicht, weil ich unmittelbar statt Worte meinen Mageninhalt aus mir herauswürgte. Wie ich viel später erfuhr, hatte ich in diesem Moment meine erste Addison-Krise, einen Kreislaufzusammenbruch wegen fehlender Cortisolausschüttung, benannt nach einem englischen Arzt und gefürchtet von allen Menschen mit einer Hypophysen- und Nebenniereninsuffizienz. Es versagen die Produktion, Koordination und Steuerung der Stoffe, die alle Lebensvorgänge in unserem Körper regeln, vom Blutdruck bis zum Herzschlag. Gut, dass wir den Befund der Radiologie hatten. So musste keine lange Ursachenforschung betrieben werden. Scheinbar war der Tumor am Freitagmittag eingeblutet, hatte die Hypophyse ausgeschaltet und musste umgehend operativ entfernt werden.

Ich blieb also noch bis Montag am Cortison-Tropf im St. Hedwig-Krankenhaus und wurde am Dienstag mit dem Krankenwagen in das „Medizinkombinat“ des Virchow-Krankenhauses transportiert. Das Virchow-Klinikum gehört zur Berliner Charité. Auf der Website steht: *Heilen und Helfen gehören neben Forschen und Lehren zu den wichtigsten Aufgaben unseres Klinikums. Mit 692 920 ambulanten und 152 693 stationären Fällen im Jahr behandelt die „Charité“ mehr Patientinnen und Patienten als jedes andere deutsche Universitätsklinikum und verfügt so über einen wertvollen Erfahrungsschatz.*[2] Es ist ein wirklich sehr großes Krankenhaus mit vielen Fachgebieten und Stationen. Das merkt man sofort. Demgemäß müssen wahrscheinlich alle Abläufe

[2] `https://www.charite.de/klinikum/`, Zugriff am 23. 10. 2019

von der Operation bis zur pflegerischen Versorgung routiniert und durchgetaktet ablaufen. Der Patient scheint nur ein Fall zu sein (auf den Arztbriefen steht auch immer eine Fallnummer), weil die Ökonomie das Diktat hat, so mein Empfinden – aber auch das anderer Patienten. Auf der schon erwähnten Website steht passend dazu: *Die Charité ist ein Großunternehmen, das zu 100 Prozent dem Land Berlin gehört und zuletzt Gesamteinnahmen in Höhe von 1,8 Milliarden Euro im Jahr erzielt hat.*[3]

Die menschliche Zuwendung kommt dabei oftmals zu kurz und wird jedenfalls vermisst. Die fehlte nicht nur mir, sondern auch vielen anderen Betroffenen. Hier sind die Angehörigen oder Freunde ganz wichtig, um zu signalisieren: Du bist nicht allein. Mir fällt dabei mein erster Krankenhausaufenthalt nach einer Hallux-Operation in einer anderen Berliner Klinik ein. Ich lag in einem Vierbett-Zimmer und wurde nach der Operation wirklich nur „versorgt" – mit Medikamenten und mit Essen. Nur die Putzfrau, die auch das Geschirr abräumte, meinte jedes Mal mitfühlend: „Sie haben ja gar nichts gegessen! Sie müssen essen!" Ich weiß nicht, ob das an der Größe eines Krankenhauses liegt, oder an der ökonomisch diktierten kurzen Verweildauer der Patienten oder an dem wirklich umfangreichen Arbeitsplan, den Ärzte und Schwestern zu absolvieren haben. Da ist wahrscheinlich keine Zeit mehr für Empathie. Die braucht ein kranker Mensch jedoch unbedingt. Dennoch habe ich vor den Ärzten und vor allem vor den Schwestern, die so ein vielfältiges Aufgabengebiet vom Blutdruckmessen bis zur Tablettenverteilung und Spritzen zu erledigen haben und dabei keinen Fehler machen dürfen, allergrößte Hochachtung.

[3] `https://www.charite.de/die_charite/`, Zugriff am 23. 10. 2019

2 Unter dem Messer – Man schaut mir in den Kopf

Sterben kann gar nicht so
schwer sein – bisher hat
es noch jeder geschafft

(Norman Mailer)

Im Virchow-Klinikum kam ich auf die neurochirurgische Station. Darüber war ich sehr froh, weil dem Chefarzt der Ruf vorauseilte, eine Koryphäe zu sein. Ich wollte meinen Kopf nicht unbedingt von einem Medizinstudenten operiert wissen. Die Vorgespräche führte ein junger französischer Arzt, der mich über die Art der Operation aufklärte. Er entschuldigte sich für sein holpriges Deutsch. Ich fand es sehr aufmerksam, wie er sich bemühte. Bei der Visite lernte ich dann meinen Operateur kennen. Er musterte mich, das heißt nicht mich, sondern meinen Kopf als Fall und dann wurde entschieden, wir operieren am Freitag. Wahrscheinlich hat er auch etwas mehr zu mir gesagt, als nur: „Wir operieren Sie transnasal transsphenoidal!" Jedenfalls habe ich das Gespräch sehr sachlich, kurz und knapp in Erinnerung, ohne eine zusätzlich beruhigende oder persönliche Ansprache. Die Situation selbst erzeugte bei mir ein gewisses mentales Unbehagen. Als Patientin mit Infusionsschlauch und im Nachthemd im Bett liegend, fühlte ich mich im wahrsten Sinne des Wortes als Unterlegene. Ärzte und Pfleger stehen korrekt angezogen um das Bett herum und schauen auf mich herab. Die Situation erlaubt keine Augenhöhe in der Kommunikation. Egal, ich war nun mal Patientin und sowieso *underdressed*.

Also Operation von unten durch die Nase. Es gibt nämlich auch die transkranielle Technik, bei der das Schädeldach geöffnet werden muss, um den Tumor entfernen zu können.

Das Ganze liest sich sehr spannend, oder? Für mich aber als direkt Betroffene war das nicht nur Theorie, sondern in Kürze Praxis. Dementsprechend war ich angespannt. Jetzt nicht nur mental, sondern inzwischen auch körperlich von Erbrechen, Kopfschmerzen und wahrscheinlich auch von den Schmerzmitteln. So angeschlagen, dass ich die in „Medizinisch" gehaltenen Ausführungen an meinem Bett nicht voll verstanden habe. Als Patientin muss man ja auch seine Einwilligung zur Operation unterschreiben. Auf dieser Einwilligungserklärung klingen bestimmte Formulierungen für den Laien oft unverständlich und eher bedrohlich als erhellend. Ich sollte also mich und mein Problem den Ärzten übergeben. Dabei ist man natürlich nicht nur Problem, also Hypophysenadenom, sondern vor allem ein Mensch mit Ängsten und Sorgen vor dem Unbekannten der Operation und ihren Folgen. Wenn also der Patientin jede Menge Fakten ohne ein paar aufmunternde Worte mitgeteilt werden, dann bleibt viel Raum für eigene Gedanken. Und die gehören dann nicht unbedingt in die Kategorie „Positives Denken".

Einerseits sagte ich mir, klar, für dich ist es eine Premiere. Dagegen ist es für die Chirurgen eine Operation von hunderten. Es ist ihre Arbeit. Sie sind Profis! Dennoch hatte ich trotz des Vertrauens in die Kunst der Ärzte eine Heidenangst vor dem, was mich da erwartete. Besonders als es Nacht wurde und die geschäftigen Geräusche des Tages verstummten, arbeitete meine Phantasie auf Hochtouren. In meinem Kopf rotierte eine Endlosschleife: „Ich will nicht sterben! Ich will nicht sterben!" und dazu abwechselnd – aus welchem Grund auch immer – die Worte des Esels aus dem Märchen von den Bremer Stadtmusikanten: „Etwas Besseres als den Tod findest du überall..." Diese Gedanken verschärften sich noch einen Tick mehr in der Nacht vor meinem Operationstag. Ich konnte wieder nicht schlafen und fing irgendwann an, mir Musiktitel für meine Beerdigung zusammenzustellen...

Natürlich habe ich größten Respekt vor dem Können der Mediziner, zumal bei einer Operation am und in der Umgebung des Gehirns! Das ist Präzisionsarbeit! „Da kann nich jeder mit üm!", würde Meister Röhrich zu Werner Beinhart sagen. Dennoch wünschte ich mir als Patientin ein bisschen Empathie. Aus einem Gespräch mit einer Ärztin weiß ich, dass sich gerade Chirurgen voll konzentrieren und fokussieren müssen, um punktgenau arbeiten zu können. Also Absolution! Übrigens wird Thomas Addison, der Namensgeber für die Addison-Krise und für die Erkrankung Morbus Addison, *...als Arzt beschrieben, der eher das Rädchen suchte, das in der „Maschine Patient" klemmt, als dass er das empfindende und leidende Wesen im Patienten sah.*[1] Auch damals war Empathie bei Könnern ihres Fachs nicht unbedingt ausgeprägt...

Ich habe mich dann einfach an meine Reaktion beim Fliegen erinnert: In dem Augenblick, wenn ich in ein Flugzeug steige, gebe ich die Kontrolle an den Piloten und seine Crew ab. Die haben das gelernt und werden es gut machen. Daran dachte ich und versuchte mich zu beruhigen: Sie werden wissen, was sie tun und sie werden es gut machen. Für jeden Patienten ist SEINE Operation etwas Besonderes, für die Ärzte eine Operation von vielen. Damit habe ich mir die Beiläufigkeit der Behandlung durch die Ärzte erklärt. Etwas gekränkt war ich dennoch, als mein MANN drei Monate später beim Kontrolltermin von dem jungen selbstbewussten Assistenzarzt aufgerufen wurde und nicht ich. Das weckte sofort Zweifel bei mir, ob da überhaupt die richtige Patientenakte vorlag. Als ICH dann aufstand und ins Zimmer kam, wechselte er geschmeidig in die weibliche Anrede. So viel Zeit sollte doch sein... Aber noch war ich eine Patientin, die in zwei Tagen operiert werden sollte.

Das Ganze hat natürlich auch meine Familie außerordentlich belastet. Mein Mann hatte inzwischen unseren Sohn informiert, der zu dem Zeitpunkt in Bamako, Mali, bei der UNO arbeitete und nicht mal so einfach vorbeikommen konnte. Dafür war mein Mann jeden Tag bei mir und gab mir seelischen Halt. Und mein Sohn Kai, der sonst durchaus ein rationaler junger Mann ist, ging mit einem seiner Freunde zu einer alten Frau, einer bedeutenden Wahrsagerin in Mali. Er trug mit dessen Hilfe die Situation seiner Mutter der alten Dame vor. Und diese las aus den Muscheln, dass ich wieder gesund werden würde. Also, alles wird gut! Außerdem erkundigten sich die Freundinnen und Freunde, meine Schwester und insbesondere meine Schwägerin Gabi beinahe täglich telefonisch bei meinem Mann nach meinem Befinden.

[1] https://de.wikipedia.org/wiki/Thomas_Addison, Zugriff am 18. 11. 2019

Das Virchow-Krankenhaus liegt im Berliner Ortsteil Wedding und hat eine lange Geschichte. Es wurde Ende des 19./Anfang des 20. Jahrhunderts im sogenannten Pavillonstil erbaut. Auch wenn die Pavillonstruktur nach dem Zweiten Weltkrieg verschwunden ist, erinnern der Eingang und die Grünachse mit den modernen Klinikgebäuden daran.

Allerdings gab es einen deutlichen Unterschied zum St. Hedwig-Krankenhaus in Bezug auf Personal und Patienten. Im St. Hedwig-Krankenhaus sind die Stationen mit hellen mehrfarbigen Wandfarben gemalt, die schon per se aufbauend wirken. Die Farben wurden seinerzeit von einer Designerin extra für die Krankenstationen ausgesucht, damit die Umgebung zur Heilung beitragen möge. Zusätzlich hatte Schwester Carola die Station liebevoll mit Osterschmuck dekoriert. Erstaunlich, wie einen solche kleinen Sachen trösten und erfreuen können, wenn man krank ist. Im Virchow gab es überhaupt keine persönliche Anmutung. Die Station erschien mir zudem wie ein Spiegelbild des Stadtbezirkes, nämlich absolut Multikulti mit teilweise sehr mangelhaften Deutschkenntnissen bei Patienten und Personal – ich fühlte mich hier fremder und allein. Allerdings waren diese Patienten auch nicht nur auf Ärzte und Schwestern angewiesen, sondern auf die gesamte Familie, die fast täglich kam und die Leidenden umsorgte. Gelegentlich schien das Krankenzimmer aus den Nähten zu platzen.

Detaillierte Erinnerungen an die Station habe ich nicht. Lediglich Schwester Hilde ist mir als Lichtblick in Erinnerung geblieben, die mit verwegenen Ohrringen über der Schwesternkleidung im besten Berlinerisch für Ordnung und etwas aufmunternde Stimmung in den Patientenzimmern und auf der Station sorgte.

Ich sollte nun also am Freitag, dem 11. März nachmittags, am Kopf operiert werden. Wie wenig klar mir meine Situation selbst trotz der nächtlichen Ängste zu diesem Zeitpunkt war, zeigt vielleicht, dass ich mittags in der Fakultätsverwaltung anrief und Bescheid sagte, dass die Abrechnung meiner Kuba-Dienstreise in einem Umschlag auf dem Tisch in meinem Büro liegen würde. Die Sachbearbeiterin war einigermaßen entsetzt, als ich aus dem Krankenhaus anrief. Mein Mann hatte natürlich inzwischen meinen Arbeitgeber informiert, dass ich schwer erkrankt war. Ich bat, mittels Generalschlüssel mein Büro zu öffnen und die Unterlagen herauszuholen. Immer dem Dienst verpflichtet! – denken Sie vielleicht. Es war aber wohl eher so, dass ich für den Moment dachte, dass bei der Operation etwas schiefgehen würde, und da wollte ich nichts unerledigt auf der Welt zurücklassen.

Außerdem hatten wir vor langer Zeit schon Karten für „Das Parfüm – eine filmmusikalische Lesung mit Iris Berben und dem Rundfunksinfonieorchester Berlin" im Konzerthaus am Gendarmenmarkt gekauft. Tja, Frau Berben und die Musiker mussten nun leider auf mich verzichten, ich hatte jetzt eine Verabredung mit meinem Chirurgen. Während mein besorgter Mann, von mir ausdrücklich ermuntert, wenigstens seine Eintrittskarte nicht verfallen zu lassen, im Konzerthaus saß, fuhr man mich in meinem Bett statt um 16:00 Uhr, wie eigentlich geplant, nun passend zum Konzertbeginn um 20:00 Uhr zum Operationssaal. Ich fand, dass es für ihn eine gute Ablenkung wäre. Helfen konnte er mir doch nicht. Vorher hieß es noch einmal duschen und Haare waschen und ein neues Nachthemdchen anziehen.

Schwester Melanie schob mich durch die Gänge und u. a. an einem Patientenzimmer vorbei, vor dessen Tür ein Polizeibeamter saß. Wie aufregend! Ich fragte sofort, ob wir jetzt vielleicht gerade durch einen Dreh für den nächsten Tatort fahren würden? Aber nein, nix mit Fernsehdreh, sondern harte Realität: Hinter der Tür würde ein kranker und überall (!) tätowierter Intensivtäter liegen, raunte Schwester Melanie und fügte sofort hinzu, dass der aber ihrer Meinung nach so krank gar nicht wäre... Und dann waren wir in der Schleuse vor dem Operationssaal. Hier wurde ich von der Mannschaft des Ärzteteams erwartet. So viele! Alle schon in blauer OP-Kleidung. Schwestern, Anästhesist (hmm, zum Aufklärungsgespräch war doch eine AnästhesistIN an meinem Bett gewesen...?) und wer weiß noch. Wegen der Hauben und des Mundschutzes waren die Gesichter nicht erkennbar, aber man sprach mit mir noch ein paar Worte. Dann öffnete sich die Tür, ich wurde hineingeschoben und damit war für mich die aktive Teilnahme an der Operation beendet. Ich wurde nach irgendetwas gefragt, und dann glitt ich in die Narkose.

Ich wachte mit zwei Tampons in der Nase, einem dünnen Schlauch im Rücken und einer Wunde auf dem rechten Oberschenkel in meinem Zimmer auf. Ich hatte alles gut überstanden! Ich lebte!!

Ich bin also durch die Nase in der Nähe des Gehirns operiert worden. Gut so, dann sieht man wenigstens nichts, denkt sich die eitle Frau in einem lichten Moment, bevor ich wieder dahindämmerte. Im Nachhinein las ich, dass der Operateur bei dieser Methode durch eine Nasenhaupthöhle geht und durch das Operationsmikroskop den sogenannten Keilbeinhöhlenboden sieht. Die Keilbeinhöhle ist eine luftgefüllte kleine Nasennebenhöhle. Dahinter liegt die Hypophyse. Der Tumor wächst meist in die Keilbeinhöhle. Deshalb lässt er sich von der Nase aus gut operieren. Um an den Tumor zu gelangen, muss der Operateur vorsichtig einen kleinen Bereich des knöchernen Keilbeinhöhlenbodens zum Türkensattel (das ist die untere Schädelbasis) entfernen und eröffnen. *Anschließend wird der Tumor von unten mit speziellen Instrumenten entfernt. Dabei muss das normale Hypophysengewebe erhalten werden, weil es sonst zu Ausfällen in der Funktion der Hypophyse kommen kann. Zum Schluss muss das kleine Loch an der Schädelbasis, das bei der Eröffnung entstanden ist, abgedeckt werden.* (Buchfelder & Stalla 2017:16f)

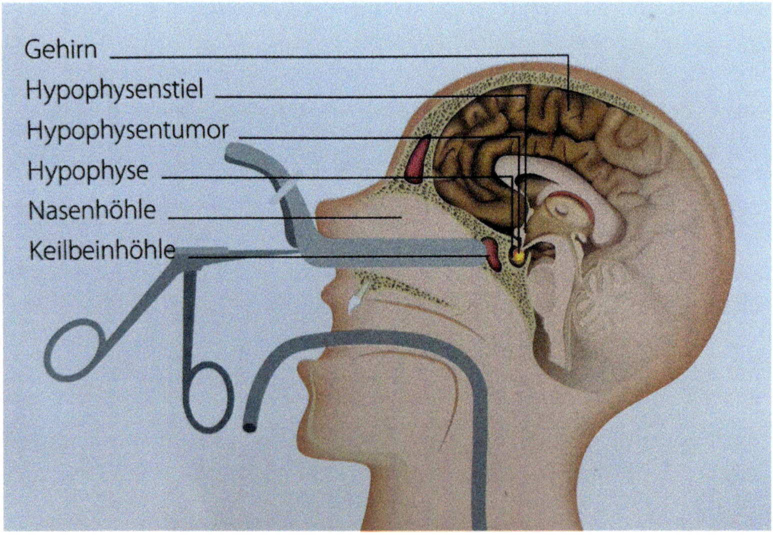

Abbildung 2.1: Darstellung der Operation eines Hypophysenadenoms durch die Nase. (Quelle: Buchfelder & Stalla 2017; mit freundlicher Genehmigung von Prof. Stalla)

Das ist wirklich Präzisionsarbeit! Es kommt nämlich darauf an, die Hirnhäute intakt zu lassen. Wenn die Hirnhaut intakt ist, muss kein Muskelgewebe oder Ähnliches eingesetzt werden, um das Loch zu verschließen. Wenn dagegen die Hirnhaut beschädigt ist, fließt Hirnwasser aus dem Loch. Dann gibt es eine offene Verbindung von außen über die Nase ins Gehirn. Die Folge können Entzündungen und sogar Hirnabszesse sein. Das muss unbedingt verhindert werden!

Um ein solches Restrisiko auszuschließen, wird von den meisten Operateuren das kleine Loch durch den Türkensattel wieder verschlossen, so dass die Nasennebenhöhlen vom Schädelinneren sicher getrennt sind. Dazu wurde bei mir zur Abdeckung des Lochs Muskelgewebe aus dem rechten Oberschenkel entnommen und eingesetzt. Vielfach entnehmen die Operateure auch Bauchfett aus der Nähe des Nabels zum Verschließen. Das hat sogar einen kosmetischen Effekt für die Patienten. Naja, bei mir war eben ein Oberschenkel „Spenderorgan". Heute, vier Jahre danach, ist immer noch ein schmaler 5 cm langer weißer eingedellter Narbenstrich auf meinem rechten Oberschenkel zu sehen, und wenn ich mit einer Schultertasche unterwegs bin, dann streift sie beim Gehen genau über diese Stelle und es schmerzt leicht.

Am Ende der Operation werden die Schleimhautschnitte in der Nase genäht. In die Nasenhöhlen werden Tampons gesteckt, die Blut und etwaiges Sekret aufnehmen. Außerdem wird auf diese Weise dafür gesorgt, dass die Nasenscheidewand wieder gerade in der Mitte der Nase liegt und die Nase nicht schief wird. Da es während der Operation zum Abfließen von Nervenwasser kommen kann und zudem verhindert werden soll, dass der Verschluss an der Schädelbasis weggewaschen wird, wird noch im Operationssaal während der Narkose ein dünner Schlauch in den Flüssigkeitsraum der Lendenwirbelsäule gelegt, der für einige Tage dort bleibt. Durch den Schlauch wird das Nervenwasser abgeleitet und darüber hinaus der Druck im Gehirn reguliert. (Buchfelder & Stalla, ebd.:17)

In den ersten Tagen nach der Operation wurde meine Urinmenge gemessen und der Elektrolythaushalt bestimmt. Das heißt, jedes Mal, wenn ich mit Infusionsständer und Nervenwasserbeutel zur Toilette wankte, musste ich Bescheid sagen, damit ich einen Messbehälter zum Wasserlassen bekam. Ich muss einen sehr bedürftigen Eindruck gemacht haben. Mein armer Mann war einigermaßen entsetzt, mich mit den Schläuchen und Verbänden am Oberschenkel und in den ersten beiden Tagen noch mit der durch Operation und Tampons riesig angeschwollenen Nase zu sehen.

Eine spannende Erfahrung war für mich, dass auch das Ärzteteam im Virchow-Krankenhaus international aufgestellt ist. Schließlich gehört es zur Charité und ist damit Ausbildungskrankenhaus. Den französischen Assistenzarzt hatte ich schon kennengelernt. Jetzt entfernte eine junge chinesische Ärztin am dritten Tag endlich die lästigen Tampons aus meiner Nase. Nach ihrem Gesichtsausdruck zu urteilen, roch es nicht gerade nach Rosen und Myrrhe. Egal, für mich war die Erleichterung groß. Übrigens dauerte es eine Weile, bis ich wieder riechen konnte, weil die Riechschleimhaut im Innern der Nase durch die Operation in Mitleidenschaft gezogen war. Infolgedessen schmeckte jegliches Essen höchstens salzig, süß, sauer oder bitter, weil der Geschmack tatsächlich zu 80 Prozent Geruch ist. Unser Geschmackssinn ist nämlich relativ einfach strukturiert. Es entscheidet sich deshalb auch weniger im Mund, ob uns etwas schmeckt, sondern vor allem in der Nase. Glücklicherweise stellte sich nach ein paar Wochen der Geruchssinn wieder ein. Eine andere Betroffene hatte nicht so viel Glück. Sie erzählte, dass sie wochenlang nach der Operation einen Verwesungsgeruch wahrgenommen habe. Ursache war keine tote Ratte in ihrer Wohnung, sondern die bei der Operation beschädigte Riechschleimhaut in ihrer Nase. Es gibt sogar einen Namen für diese Geruchsverwirrung. Er lautet Kakosmie.

Ich war durch die Operation sehr erschöpft, aber jetzt konnte die Heilung beginnen und nach ein paar weiteren Tagen wurde endlich auch der Schlauch aus meinem Rücken entfernt. Ich näherte mich dem Moment, wo ich aus dem Virchow-Klinikum entlassen werden sollte. Darüber war ich sehr froh. Nicht zuletzt wegen meiner aktuellen Mitpatientin. Besonders die Nächte waren nicht angenehm, nicht nur weil es schwer war ein- und durchzuschlafen mit all den Schläuchen, sondern auch wegen dieser Bettnachbarin. Sie wirkte auf mich wie ein Riesenbaby, weil sie immer in einen grauen Einteiler gekleidet war, der wie ein überdimensionierter Strampelanzug aussah. Jeden Tag bekam sie mehrstündigen Besuch von ihrer Freundin. Die beiden flüsterten und kuschelten, und wenn die Freundin weg war, sagte sie kein Wort mehr. Dann wurde der Fernseher eingeschaltet und lief bis weit nach Mitternacht. Da die Fernseher, ältere Modelle, oben an der dem Bett gegenüberliegenden Wand angebracht waren, erfüllte das bläuliche Flimmern den ganzen Raum. Auch wenn sie mir leid tat, weil sie Krebs hatte und so unbeholfen wirkte, musste ich in dieser Woche wirklich jede Nacht darum bitten, die verdammte Kiste auszuschalten. Mit einem Maulen kam sie jedoch meiner Bitte stets nach. Erstaunlich, dass eine schwere Erkrankung nicht unbedingt sozialer macht. Gleichzeitig hat es mich sehr angestrengt, dass ein Krankenhauszimmer keinerlei Privatsphäre zulässt.

Eine Woche nach der Operation, am 17. März, wurde ich noch einmal zurück ins St. Hedwig-Krankenhaus verlegt, um die endokrinologische Medikation einzustellen. Eine Wohltat für die Seele! Zuvor begann jedoch noch eine Fahrt durch die verschiedenen Stationen des Virchow-Klinikums. Als erstes ein nochmaliges MRT des Kopfes. Nebenbei: So oft, wie ich jetzt schon ein MRT machen lassen musste, richtig gewöhnen kann ich mich an die Röhre nicht. Eigentlich habe ich Höhenangst und keine Angst vor Tunneln. Beim Einfahren in die MRT-Röhre schließe ich trotzdem schon vorab die Augen und halte sie krampfhaft geschlossen, um nicht in Panik zu geraten. Vorher wird über meinen Kopf eine sogenannte Kopfspule gelegt, was zur Präzision der Aufnahmen beiträgt. Da die Spule einem Gitter ähnelt, fällt mir in dem Moment immer Hannibal Lecter im Film „Das Schweigen der Lämmer“ ein. Das sieht bei dem natürlich ganz anders aus, aber irgendwie kommt immer diese Assoziation. Dann ertönen laut ratternde, klopfende und knarrende Geräusche, als wäre ich auf einer Baustelle und mein Kopf ist das Bauobjekt. Dabei wird doch nur mein Kopfinneres gescannt.

Die nächste Station war die augenärztliche Untersuchung. Lustig, dass mein Augenarztprofessor später, als er den Arztbrief des Krankenhauses las, mit einem bei ihm seltenen Lächeln meinte, dass der Augenarzt im Virchow-Klinikum bei ihm promoviert hätte. „Die Welt ist ein Taschentuch“, pflegt mein Kollege Claudio von der Universität aus Valencia in solchen Fällen immer zu sagen. Ich wurde zusätzlich mit dem Krankenwagen zur Praxis einer weiteren Augenärztin gefahren, um eine Konsiliaruntersuchung durchführen zu lassen. *Diese ... nutzt der überweisende Arzt, falls er eine Verdachtsdiagnose für das Leiden des Patienten hat und von einem anderen Arzt spezialisierte Untersuchungen durchführen lassen möchte, um den Verdacht zu bestätigen.*[2] Sie war die einzig verfügbare Ärztin, die einen Test zur Gesichtsfeldbestimmung machen konnte. Da sie kurz vor dem Ruhestand war, hatte sie auf eine Modernisierung ihrer Praxis verzichtet. Sie versicherte mir aber, dass die Gerätschaften in ihrer Praxis „der Goldstandard" wären.

Die Fahrten mit den Krankenwagen kamen einer zusätzlichen Folter gleich. Natürlich sind diese sicher besonders gefedert. Dennoch spürte ich schmerzhaft jeden Berliner Pflasterstein in meinem Kopf. Zudem fiel mir auf den Fahrten die Rücksichtslosigkeit (oder Gedankenlosigkeit?) anderer Kraftfahrer besonders auf, die Haltestellen oder Einfahrten zuparken, so dass die Rettungssanitäter höchst erfinderisch sein müssen, um die Schwerkranken auf dem Krankenstuhl oder der Trage so transportieren zu können, dass es für diese nicht zu belastend ist. Bei diesen Fahrten bekam ich auch etwas von dem nasskalten trüben Wetter mit, das sonst in meinen Krankenhauszimmern völlig ausgeblendet war. Mein Bett stand immer in der Nähe der Tür und so konnte ich nur gelegentlich einen Blick durch das Fenster erhaschen.

Im St. Hedwig-Krankenhaus kam ich wieder in die Klinik für Innere Medizin zur endokrinologischen Diagnostik. Dabei stellte sich heraus, dass ich eine Hypophyseninsuffizienz hatte. Zunächst wurde nur der Ausfall von zwei Hormonachsen festgestellt. Das hieß im Klartext Ausfall der corticotropen Hormonachse zwischen Hypophyse und Nebennieren und der thyreoptropen Hormonachse zwischen Hypophyse und Schilddrüse. Was sich hinter diesen kryptischen Begriffen verbirgt, erzähle ich in Kapitel 5 ab Seite 53.

Also nix da mit „Tumor raus, und alles ist wieder wie vorher". Trotz der Präzisionsarbeit der Chirurgen war das Makroadenom zwar deutlich verkleinert, aber immer noch nachweisbar. Und dazu noch Ausfall der Hypophyse! Ich bekam von nun an Hydrocortison und L-Thyroxin, die beiden Medikamente, die für mich künftig lebensnotwendig sein sollten. Die für die endokrinologische Diagnostik und Medikamenteneinstellung zuständige Ärztin Frau Dr. L. legte

[2] `https://www.vitabook.de/gesundheitslexikon/ueberweisungsschein.php`, Zugriff am 7. 11. 2019

mir gleich nahe, Mitglied im Netzwerk Hypophysen- und Nebennierenerkrankungen e. V. *Glandula* zu werden. Sie wusste, dass ich jetzt zu einer absoluten Minderheit der Bevölkerung Deutschlands gehöre, die an einer Hypophyseninsuffizienz leiden. Und sie sagte mir auch, dass solche seltenen Erkrankungen im Medizinstudium höchstens in zwei Stunden Vorlesung behandelt werden würden. Das heißt, ICH müsste sehr vielen Ärzten künftig erklären, was ich hätte und wie man mit der Erkrankung umgeht. Außerdem empfahl sie mir die Teilnahme an der Selbsthilfegruppe in Berlin. Alles sehr gute Ratschläge, wie ich später merkte. Insbesondere die Selbsthilfegruppe ist ausgesprochen segensreich, weil hier Betroffene Betroffenen oftmals tatsächlich helfen können. Durch eigene Erfahrungen können Ratschläge und praktische Tipps für den Alltag mit der Erkrankung gegeben werden. Manchmal hilft schon das Zuhören. Natürlich wissen die behandelnden Mediziner und Assistentinnen sehr gut Bescheid über die Erkrankung. Aber nur ein Mitpatient kann nachfühlen, wie es einem tatsächlich geht...

Jetzt ging es erst einmal um die Einstellung mit den lebenswichtigen Medikamenten, sprich den Hormonen, die ich jetzt substituieren, also ersetzen musste, um am Leben zu bleiben.

Auch hierbei lernte ich wieder die Verantwortung und das Pflichtgefühl der Schwestern kennen und schätzen. So bekam ich in einer Nacht wüste psychedelische Albträume: Wilde Farbenräusche in Pink, Schwarz und Giftgrün zuckten durch mein Gehirn und wurden begleitet von einem unerträglich lauten stampfenden Rhythmus, der einerseits aufputschend wirkte und andererseits die chaotische sinnlose Traumhandlung mit hypnotisierenden Klängen irgendwie logisch umrahmte. Schweißgebadet wachte ich auf und klingelte die Schwesternschülerin Emma heran, die entsetzt über diese Reaktion war und mir sagte, dass die Medikamentenkombination umgehend geändert werden muss. Ein Zuviel an abendlichem Cortison kann nämlich zu solch einer Reaktion führen. Später las ich im Entlassungsbrief, dass die Albträume tatsächlich auf die Glukokortikoid-Therapie zurückgeführt wurden. Diese Albträume können aber auch Ausdruck eines postoperativen Delirs sein. Das Delir ist eine vorübergehende Störung des Gehirns, die meist innerhalb der ersten vier Tage nach einem operativen Eingriff besonders bei älteren Menschen auftritt.

Die Patienten können verwirrt erscheinen oder an Halluzinationen und Albträumen leiden. Glücklicherweise ist die Dauer in der Regel auf einige Tage begrenzt. Deshalb wird das Delir auch Durchgangssyndrom genannt. Normalerweise können sich die Patienten später nicht mehr daran erinnern. Bei mir waren diese Albträume jedoch so beängstigend, dass ich sie noch heute beschreiben kann. Es gibt natürlich auch hier den *worst case*, wenn das Delir auf Dauer bleibt und die Patienten sich unter Umständen nicht davon erholen.

Allerdings wurde ja bei mir nicht ein Delir, sondern ein Zuviel an Cortison am Abend als Ursache vermutet. Schwester Emma forderte mich dringend auf, sofort und jederzeit zu klingeln, wenn mir nicht gut wäre und wenn die Albträume wiederkämen. Diese Fürsorge empfand ich als ausgesprochen wohltuend. Patient bedeutet im Englischen „geduldig". Demzufolge besteht sein aktiver Beitrag als kooperativer Patient vor allem darin, geduldig allen Anweisungen des Klinikpersonals Folge zu leisten.

In einer der nächsten Nächte, als ich dagegen überhaupt nicht schlafen konnte und um eine weitere Extra-Schlaftablette bettelte, entgegnete mir die diensthabende Schwester, die eher wie eine überkorrekte Bibliothekarin für juristische Bücher wirkte, bestimmt und deutlich: „Sie haben schon eine Tablette bekommen und kriegen heute nichts mehr!" Natürlich wissen die Schwestern besser Bescheid als die Patientin, ob es nicht zu unerwünschten Nebenwirkungen kommen kann, wenn man noch eine Tablette nimmt. Ich musste mich also drein fügen und erwartete sehnsüchtig den Morgen.

Hier im St. Hedwig-Krankenhaus bekam ich auch das erste Mal Besuch von meinen Kollegen-Freunden und meiner Schwester. Das tat schon mal sehr gut, obwohl ich sie vermutlich leicht erschreckte. Hatte ich doch innerhalb der 10 Tage im Krankenhaus deutlich an Gewicht verloren und war nur noch Haut und Knochen. Ich hatte einfach keinen Hunger und nicht mal Appetit, weil ich wie schon erwähnt, nichts schmecken konnte.

Zu den ausgesprochen angenehmen Erinnerungen unmittelbar vor meiner Entlassung gehörte noch, dass ich mich nach 14 Tagen endlich wieder richtig duschen konnte. Keine Schläuche mehr an und in mir. Was für ein unglaublich herrliches Gefühl, das warme Wasser überall am Körper zu spüren und mit Hilfe einer Schwester (Kopf nach hinten! Kein Wasser in die frische Narbe in der Nase eindringen lassen!) die Haare zu waschen. Das wird sicher jeder bestätigen, der nach einer Operation Waschverbot bekommen hat.

Als ich nach Hause entlassen wurde, bekam ich wieder einen Arztbrief mit, der wie jeder Arztbrief an den jeweiligen Fachkollegen und nicht an die Patientin gerichtet und (deshalb?) in seiner Sprache, also auf Medizinisch geschrieben ist. Bei mir stand darin u. a. als Ergebnis einer nochmaligen MRT-Kontrolle des Kopfes am 23. 3. 2016, also 12 Tage nach der Operation: *Im Vergleich zur präoperativen Voruntersuchung vom 8. 3. 2016, nach Hypophysenadenomresektion weiterbestehende, leicht größenregrediente supraselläre Raumforderung mit neu abgrenzbarer Einblutung rechtsseitig mit Kontakt zur A. karotis interna rechts. Leicht progrediente Anhebung des Chiasma opticums mit moglicher Alteration beiderseits. Entsprechend des operativen Zugangsweges subtotale Verlegung Sinus sphenoidalis. Insgesamt deutlich postoperative Veränderungen. Neurochirurgische Vorstellung empfohlen. Weitere Verlaufskontrolle empfohlen.*

Was heißt das nun in der Patientensprache? Ich habe verstanden: *Im Vergleich zur Voruntersuchung am 8. 3. 2016 vor der Operation, nach Entfernung des gutartigen Tumors an der Hirnanhangdrüse, weiterbestehende, leicht größenabnehmende Raumforderung oberhalb des Türkensattel*[3] *mit neu abgrenzbarer Einblutung rechtsseitig mit Kontakt zur Hirnschlagader rechts. Leicht zunehmende Anhebung der Sehnervenkreuzung mit möglicher Veränderung beidseits. Entsprechend des operativen Zugangsweges unvollständige Verlegung der Keilbeinhöhle*[4]. Liest sich so schon etwas dramatischer für den Patienten, oder? Ich hatte eine neue Einblutung im Kopf!? Vielleicht ist es sogar gut, dass man das nicht gleich versteht. Die Phantasie blüht auch so schon genug. Ich habe es mir damals nicht „übersetzt“, sondern den Ärzten vertraut, was auch gut war. Immerhin hat die Ärztin unmittelbar nach Erhalt dieses Befundes in der Neurochirurgie im Virchow-Klinikum noch einmal telefonisch nachgefragt. Ihr wurde jedoch geantwortet, dass *...eine*

[3] Teilt die mittlere Schädelgrube in zwei Hälften. In seiner Mitte befindet sich eine Grube für die Hirnanhangdrüse

[4] Das ist eine kleine Nasennebenhöhle, durch die man zur Gehirnbasis, also zur Hirnanhangdrüse vordringen kann

erneute Übernahme (!)...nicht indiziert[5] *(ist). Die Patientin sollte sich im Verlauf bei erneut auftretenden Kopfschmerzen, Visusverminderung*[6]*, Übelkeit, Erbrechen in der Charité Campus Virchow Klinikum, Abteilung Neurochirurgie vorstellen.* Der Grund ist, dass so kurz nach der Operation die Aussagen einer MRT-Aufnahme nicht besonders aussagefähig, sogar verfälschend sind. Deshalb erfolgt eine erste MRT-Kontrolle häufig erst drei Monate nach der Operation.

Jedenfalls wurde ich nunmehr mit Hydrocortison und L-Thyroxin eingestellt und zusätzlich mit vielen Schmerzmitteln nach Hause entlassen.

Man lernt selbst im Krankenhaus fürs Leben dazu. Nicht allein, dass ich jetzt wusste, wie ein Tumor an der Hypophyse operativ entfernt wird und welche Hormone wofür zuständig sind, sondern dass es in unserem Gesundheitswesen auch einen Sozialdienst gibt, der sich um die Patientenrechte kümmert. In dem Fall war es die Mitarbeiterin des Sozialdienstes, die zu meinem Mann sagte, dass ich Anspruch auf eine Anschlussheilbehandlung hätte, also eine Reha, wie man salopp sagt, unmittelbar nach dem Krankenhausaufenthalt. Und sie erwähnte auch, dass ich später, wenn mein Zustand unverändert bliebe, einen Antrag auf Schwerbehinderung stellen sollte. Ich kannte den Begriff gar nicht und erfuhr nun, dass die Anschlussheilbehandlung (AHB) *...eine Reha-Maßnahme (ist), die im unmittelbaren Anschluss an eine Krankenhausbehandlung oder eine ambulante Operation erfolgt und zur Weiterbehandlung erforderlich ist. Sie muss in der Regel innerhalb von 14 Tagen nach der Entlassung beginnen. ...Ziel einer Anschlussheilbehandlung ist es, verloren gegangene Funktionen oder Fähigkeiten wiederzuerlangen oder auszugleichen und den Patienten wieder an die Belastungen des Alltags und Berufslebens heranzuführen.*[7] Problematisch für meine Art der Erkrankung ist – wie eigentlich für alle seltenen Krankheiten, dass es keine darauf spezialisierten Reha-Kliniken gibt. Deshalb wissen die Therapeuten in einer Rehaklinik oftmals eben nicht, was sich hinter meiner Erkrankung verbirgt. Man muss ein bisschen suchen, um eine Klinik zu finden, die halbwegs zu meiner Erkrankung passt.

[5] angezeigt

[6] Verminderung der Sehschärfe

[7] `https://www.betanet.de/anschlussheilbehandlung.html`, Zugriff am 24. 10. 2019

3 „Wenn Sie die Narbe auf dem Kopf hätten, würden Sie besser mit sich umgehen!“

Achtsamkeit lernen in der Anschlussheilbehandlung

> Krankheit ist der Ort, wo man lernt
>
> *(Blaise Pascal)*

Immerhin standen zwei Reha-Einrichtungen mit einer neurologischen Abteilung für mich zur Auswahl. Sie lagen in der Nähe von Berlin und sie konnten mich zeitnah aufnehmen. Ich hätte ja gern die Ostsee vor meinem Klinikfenster gehabt, woran man merkt, dass die Schwere der Erkrankung immer noch nicht bis zu meinem Verstand durchgedrungen war und mich schon wieder Wunschdenken dominierte. Wenn ich überhaupt nachdachte, war es eher der Gedanke: So, der Tumor ist raus; jetzt bist du wieder gesund und brauchst nur eine Heilphase, bis die Operationswunde in deiner Nase verheilt ist. Außerdem wird der Appetit auf Essen schon wiederkommen, so dass ich auch körperlich wieder hergestellt bin. Und ja – nach vielen Erkrankungen muss man erst einmal Medikamente nehmen, um die Heilung zu beschleunigen oder abzuschließen. Das dauert bei der einen Krankheit länger als bei einer anderen. Und bei manchen muss man eben ständig Pillen schlucken. Aber prinzipiell ist jetzt alles wieder in Ordnung – oder etwa nicht?

Nein, es war nicht in Ordnung. Es war keine Grippe gewesen, die ich auszukurieren hatte. Der Tumor war zwar raus, aber die Hypophyse war eben kaputt. Es sollte noch lange dauern, bis ich mich an diese neue Situation gewöhnt hatte und manchmal vergesse ich es auch heute noch. Vor der Erkrankung war mir nur der Geist wichtig, der Körper funktionierte doch sowieso, fand ich. Ich war eine leidenschaftliche Arbeiterin, immer mit Vollgas auf der Überholspur des Lebens. „Carpe diem" im Sinne von Ausnutzen des Tages und nicht im Sinn von „Nutze den Tag". Nun bestimmte von einem Tag auf den anderen regelmäßige Tabletteneinnahme mein Leben. Dabei wusste ich zu Beginn noch nicht einmal, dass bei mir alle Hormonachsen ausgefallen waren und Reisen in Regionen oder Länder mit ungenügender medizinischer Versorgung von jetzt an tabu waren. Ich würde erst lernen müssen, ein Nothilfeset einschließlich eines Notfallausweises immer bei mir zu führen und sogar im Büro zu deponieren.

Über allem schwebt zudem das Risiko einer Addison-Krise. Verletzungen und Operationen bergen ein zusätzliches Risiko, vor allem wenn das medizinische Personal kein Wissen über diese seltene Erkrankung hat. Ich erinnere mich an eine Betroffene, die wegen einer Addison-Krise, also dem akuten Mangelzustand an Cortisol, der nur durch eine Infusion in die Vene behoben werden kann, mit dem Rettungswagen ins Krankenhaus gefahren wurde und man sie der Urologie überstellen wollte. Sie hatte als Erkrankung „Nebenniereninsuffizienz" angegeben und die diensthabenden Geister sahen nur die Verbindung „Niere". Aha, ein Fall für die Urologie, ganz klar. Nein, ganz falsch!

Damals im Beratungszimmer der Sozialdienstmitarbeiterin im St. Hedwig-Krankenhaus entschied ich mich spontan für Bad Sülze auch deshalb, weil ich den Namen lustig fand. Dabei hat Bad Sülze gar nichts mit Sülze zu tun, sondern bedeutet ursprünglich „Ort an der Salzquelle". Schon im frühen Mittelalter gab es hier Solequellen, erfuhr ich später im Salzmuseum des Ortes.

Bad Sülze liegt in Mecklenburg-Vorpommern. Weites Land und hoher Himmel, dünne Besiedelung. Also Ruhe und Natur! Das war schon mal eine gute Ansage. Außerdem waren im Internet durchweg positive Bewertungen der Klinik zu lesen. Da würde ich für drei

Wochen gut aufgehoben sein und wieder zu Kräften kommen. Aus den drei Wochen sollten übrigens acht werden...

So, das war geklärt. Aber erst einmal wurde ich nach Hause entlassen. Karfreitag und Ostern standen vor der Tür und die sollte ich nicht im Krankenhaus verbringen. Das war ein spezieller Heimgang für mich. Am 24. Februar war ich energiegeladen und voller Pläne für neue Projekte aus Havanna gekommen und am 25. März, einen Monat später, war ich so schwach, dass ich nicht mehr allein die Treppen zu unserer Wohnung hinaufsteigen konnte. Man muss wissen, dass wir in einem dieser Altberliner Gründerzeithäuser wohnen. Ohne Fahrstuhl, 110 Stufen hoch, dafür mit fantastischem Blick über ganz Berlin, wenn man oben ist. Jetzt mussten mich die Rettungssanitäter in einem Krankenstuhl nach oben tragen. Ich schwankte zwischen dem Gefühl, ich sei die Königin von Saba in ihrer Sänfte und dem schlechten Gewissen, mich dafür entschuldigen zu müssen, dass ich die fünf Etagen nicht allein schaffen würde. Dabei machte ich die wiederholte Erfahrung, dass scheinbar immer einer von den beiden Sanitätern so etwas zu seinem Job zugehörig betrachtet und der andere bereits im Hausflur vorwurfsvoll auf Berlinisch eine Diskussion anfängt: „Dit gloob ick ja jetzt nich! Wie kann man so hoch wohnen! Und nich mal nen Fahrstuhl!" Und selbst bei den 10 Euro Trinkgeld, die mein Mann als „Aufwandsentschädigung" bei meiner Übergabe herüberreichte, wurde noch gemault.

Zu Hause ist dann aber doch zu Hause, obwohl ich jetzt gefangen war, weil meine Kräfte noch nicht ausreichten, um allein aus dem Haus zu gehen. Das merkte ich am Samstag vor Ostern, als es unten an der Haustür klingelte und „Fleurop-Bote" tönte. Ich wagte es nicht mal, ihm entgegenzugehen. Dabei brachte er einen riesigen bunten Tulpenstrauß, den die Freundin meines Sohnes für mich bestellt hatte. Karina arbeitet in Washington bei der Weltbank und hatte in der Ferne an mich gedacht. Am Blumenstrauß ein Zettel: *Dear Heide, I heard that you were in the Hospital. I hope that you are back in the swing of things very soon. Sending you well wishes for your quick recovery and good health. Un abrazo Karina*

Ich war unglaublich gerührt.

Nach einer Woche konnte ich dann auch die 110 Treppen von und zu unserer Wohnung bewältigen. Zunächst als Übung zum Briefkasten und wieder zurück in die Wohnung. Wenn als Abendbeschäftigung Fernsehen angesagt war, dann nur Natur- und Reisedokumentationen. Kein Tatort oder andere aufregende Filme. Zu anstrengend. Ich weiß, dass ich in der Zeit meine ganze Energie auf Kochen und Backen verwendet habe. Irgendwie wollte ich etwas tun. Allerdings war das noch nicht sehr viel Energie, über die ich verfügte. Ich erinnere mich, dass ich lange Zeit das Gefühl hatte, wie mit angezogener Handbremse zu laufen und sehr schnell müde wurde. Als ich die ersten Wege wieder allein gehen konnte, war ich immer noch körperlich geschwächt und zudem sehr unsicher, ob meine Dosis Hydrocortison ausreichend wäre. Also kehrte ich auf dem 300 Meter langen Weg zur Bibliothek oder dem Supermarkt regelmäßig in den Apotheken ein, die am Wege lagen. „Hätten Sie bitte etwas Wasser für mich? Ich muss eine Hydrocortison-Tablette einnehmen!" Ich hatte einfach Angst, dass ich plötzlich ins Koma fallen könnte. Mein Mann ließ mich in der Zeit sehr ungern alleine gehen. Konzentrationsschwächen und Wortfindungsstörungen erschreckten mich ebenfalls. Ich erinnere mich, wie ich irgendwann eine Kollegin traf, mit der ich jahrelang zusammengearbeitet hatte – jetzt fiel mir ihr Name partout nicht ein. Peinlich!! Dabei kannte ich früher jeden meiner Studierenden mit Namen. Dennoch hielt ich meine Schwäche nur für vorübergehend und blendete die veränderte Situation im Hinblick auf die Tabletteneinnahme völlig aus. Bad Sülze und die Reha erschienen mir deshalb lediglich als Möglichkeit, wieder zu Kräften zu kommen und nicht als Zeit, mich auf das neue Leben vorzubereiten. Umso nachdrücklicher war die Lektion, die ich in Bad Sülze zu lernen hatte.

Dorthin kam ich zehn Tage nach meiner Entlassung aus dem Krankenhaus. Die Rehaklinik ist ein Bau aus den Neunzigerjahren und vermutlich der einzige größere Arbeitgeber im Ort. Dabei hat Bad Sülze nicht nur eine große Vergangenheit als Soleheilbad, sondern auch als Moorheilbad, und in einer Abteilung gibt es auch heute noch Moorbäder und Fangopackungen. Heute ist der Ort schön anzusehen wie fast alle Orte in Ostdeutschland, wirkt aber am Tage wie ausgestorben und für abends gab es wohl auch nur die Möglichkeit, in eine Wirtschaft zu gehen oder zum „Chinesen". Und eine Fleischerei, die wegen ihrer Sanddornwurstprodukte lokalen Ruhm genießt, nicht zu vergessen. Ansonsten ist man in einer Stunde sehr langsamen Gehens durch mit dem Ort und hat alles gesehen; das kleine liebevoll gestaltete Salzmuseum eingeschlossen. Also genau das Richtige für eine Rekonvaleszentin wie mich. Ruhe und Natur und ein wirklich superfreundliches Klinikpersonal – angefangen von der Rezeption über das Küchenpersonal bis hin zu medizinischem und Therapeutenpersonal. Der Aufenthalt war meine erste „richtige“ Reha-Maßnahme. Ich war früher nach meiner Promotion schon einmal zu einer Müttergenesungskur gewesen, wo ausgebrannte oder erschöpfte Frauen die Gelegenheit hatten, ein bisschen Luft zu holen. Jetzt also eine echte Reha-Klinik.

Meine Augen wurden jedoch groß und größer, als wir in Bad Sülze die Klinik betraten. Es war gerade Mittagszeit und ich schaute einigermaßen irritiert auf die Vielzahl älterer und alter Menschen, die mit Rollator oder Gehhilfen zum Speisesaal strebten. Oh Gott, wo war ich gelandet? Tatsächlich ist die Klinik auf Orthopädie aber auch auf Schlaganfall- und Diabetespatienten spezialisiert. Ich merkte hier schon, dass die Hypophyseninsuffizienz tatsächlich eine sehr seltene Erkrankung ist, für die es keine speziellen Heileinrichtungen gibt; zu teuer wahrscheinlich. Aber ich wurde genauso aufmerksam und sorgfältig betreut wie die anderen. Mein lieber Mann wollte mich begleiten, was auch möglich war. So bezogen wir ein Doppelbettzimmer und ich bekam meinen ersten Reha-Plan. Der sah neben Aquagymnastik, manueller Therapie und Ergometer zum Muskelaufbau unter anderem auch Neuropsychotherapie und Ergotherapie als Maßnahmen vor. Ich gestehe, ich bin gegenüber Psychologen etwas misstrauisch. Ich finde, dass man manchmal mit ein bisschen Nachdenken und gesundem Menschenverstand oder Lebenserfahrung durchaus selbstständig praktikable Lösungen für die Dinge des Lebens finden kann.

Hier wurde ich aber sehr schnell eines Besseren belehrt. Nämlich, dass eine Operation in der Nähe des Gehirns nicht einfach so weggesteckt werden kann und dass ich lernen musste, mit der Erkrankung auch mental umzugehen. Ich weiß noch, wie ich zu dem jungen Neuropsychologen in der ersten Therapiestunde sagte: „Wann haben Sie meine Arbeitsfähigkeit wieder hergestellt?“ Heute erscheint selbst mir solch eine Frage in der damaligen Situation, unmittelbar nach der

Operation, unbegreiflich, aber ich wollte eben so schnell wie möglich in mein normales Leben und damit auch in meine Arbeit zurück. Ich hatte keine Zeit für Krankheiten, denn ich hatte die Zusage für ein großes Forschungsprojekt bekommen, der Traum jedes Wissenschaftlers. Hier sollte ich als Projektleiterin fungieren und hatte vor meiner Erkrankung im Februar noch die Stellenausschreibungen fertig gemacht. Die Auswahlgespräche und Stellenbesetzungen musste jetzt meine Kollegin für mich übernehmen. Außerdem war für die Studierenden der zweite Prüfungszeitraum angebrochen. Das heißt, eines meiner Lehrmodule an der Universität war ein Pflichtmodul und es waren mindestens hundertfünfzig Studierende, die zu prüfen waren. Und zwar unbedingt und auf jeden Fall! Da ich selbst noch nicht gesellschaftsfähig war, mussten die Kollegen meines Fachgebietes die Prüfung und die Durchsicht der Klausuren übernehmen. Gottlob ist heute alles irgendwo digitalisiert in Datenbanken gespeichert, so dass ich relativ problemlos aus der Ferne die Prüfungsfragen zusammenstellen und auch die Antworten an das Fachgebiet per E-Mail schicken konnte. Das klappte auch wunderbar.

Allerdings – Fluch der Digitalisierung: Ich wurde zwei Jahre später durch einen Zufall, als ich nämlich selbst die Richtigkeit einer Frage testen wollte, auf ein Internetportal für Studierende geleitet. Das war als Prüfungs-Hilfsportal eingerichtet worden. Und, was soll ich sagen: Dort fand ich die kompletten Prüfungsfragen mitsamt meiner Antworten von der Klausur im zweiten Prüfungszeitraum des Jahres 2016! Muss doch einer von den Tutoren, die bei der Klausurauf- und -durchsicht halfen, illoyal gegenüber seinem Arbeitgeber und loyal gegenüber seinen Kommilitonen gewesen sein! Gut, dass unsereins nie die gleichen Fragen jedes Jahr verwendet!

Jedenfalls reagierte der junge Neuropsychologe sehr klug und ruhig, indem er mit sanftem Nachdruck sagte: „Frau Dr. Hoffmann, Sie hatten einen Hirntumor! Meinen Sie nicht, dass Ihre Kollegen das verstehen?" Und da hatte er natürlich Recht! Ich habe unglaublich freundliches Feedback von meinen Studierenden und Kollegen bekommen, auch von Menschen, von denen ich es gar nicht erwartet hatte. Interessanterweise kamen demgegenüber von Kollegen, von denen ich es erwartet hatte, keinerlei Reaktionen. So eine Krankheit öffnet einem auch die Augen!

Außerdem waren nicht nur die Worte des Neuropsychologen entscheidend, obwohl er etwas ungenau, aber umso wirkungsvoller vom Hirntumor sprach; genaugenommen ist mein Tumor an der Hirnanhangdrüse in der Nähe des Gehirns. Da aber an der Nähe des Gehirns operiert wird, kann das Folgen haben. Er zeigte mir nämlich ohne Worte anhand von Computerprogrammen ziemlich eindeutig, dass es mit meiner Konzentrationsfähigkeit und Reaktionsgeschwindigkeit doch nicht so weit her war, wie ich glaubte. Blamabel! In einem der beliebten und sehr schön gestalteten Testprogramme am Computer simuliert der Patient einen Lokführer, der auf hinzuspringende Rehe, auftauchende Bahnhöfe oder Haltesignale rechtzeitig reagieren muss, indem er sofort den Zug stoppt. An mir hätten zu dem Zeitpunkt weder mutmaßliche Passagiere noch die Rehe ihre Freude gehabt! Ich habe nicht einmal rechtzeitig am Bahnhof gestoppt und die meisten Rehe mit meinem Zug niedergemäht. Punkt für den Psychologen!

Eine ähnliche „Niederlage" erlitt mein Selbstwertgefühl bei der Ergotherapie. Auch hier ging es darum, die Koordination und Fingerfertigkeit zu trainieren und soweit wie möglich wiederherzustellen. Als habilitierte Akademikerin kam ich mir ziemlich albern vor, mit Mikado-Stäbchen zu hantieren. Geschickt lenkte ich die jungen Ergotherapeutinnen ab und verwickelte sie in Gespräche, auch weil mich ihre Tätigkeit und ihre Lebensumstände wirklich interessieren. So waren die zwanzig Minuten Trainingsprogramm sehr schnell vorbei und ich hatte nicht „mein Gesicht verloren". Bis ich eines Tages auf die Chefin der Ergotherapie traf, die älter und erfahrener als ihre jungen Mitarbeiterinnen mein Ablenkungsmanöver sofort durchschaute und mich mit den deutlichen Worten: „Sie würden anders mit sich umgehen, wenn sie die Narbe auf dem Kopf hätten!" zur Raison brachte. Sie hatte ja ebenfalls recht! Ich war ziemlich entsetzt, als eines Tages ein junger Mann neben mir vor dem Behandlungsraum Platz nahm. Der war transkraniell operiert worden und hatte eine riesige Narbe am Kopf, wie mit einem Schwert gezogen. Das war aber keine Maske aus einem Piratenfilm, sondern Realität.

Ich musste mir eingestehen, dass ich Defizite hatte, auch wenn man mir äußerlich – außer, dass ich sehr dünn war – nichts ansah. Und ich WOLLTE, dass mein Gesundheitszustand der vor dem Tumor war. Immer hieß es dann: „Sie müssen Geduld haben!" Deshalb willigte ich auch in den Vorschlag des Neuropsychologen ein, die Reha-Maßnahme auf acht Wochen zu verlängern. So konnte ich seit vielen Jahren erstmals wieder den Frühling beobachten: Aus bloßen Ruten und Ästen wurden zartgrüne Büsche und Bäume. Der anfangs kahle japanische Kirschbaum in der Anlage der Klinik schäumte in Rosa und Rosarot. Bienen summten und es war einfach schön, allmählich weitere Spaziergänge über die Felder von Bad Sülze zu wagen. Und dann fuhren wir am Ende der Reha an einem behandlungsfreien Tag auch für ein paar Stunden nach Ahrenshoop. Bekam ich doch noch meine Ostsee...

Die acht Wochen waren übrigens genau die Zeitspanne, in der ich einen Pullover fertig gestrickt hatte. Das hatte ich seit Jahren nicht mehr gemacht, Stricken meine ich, was jetzt wieder groß im Trend ist. Den Pullover hatte ich vor 25 Jahren angefangen. Dieser Anfang lag irgendwo im Schrank und fiel mir in die Hände, als ich meinen Koffer für die Reha-Klinik packte. Das Stricken war, genau wie das Töpfern, was in Bad Sülze angeboten wurde, eine sehr schöne ergänzende Kreativmaßnahme. Damit wurde der Kopf entlastet und die Hände trainierten Genauigkeit.

Mit der Zeit wurden die Konzentrationsfähigkeit und Belastbarkeit besser, aber nie mehr so wie vorher. Das habe ich auch von vielen meiner Leidensgefährten gehört, dass sie seit der Erkrankung sehr deutlich in ihrer Leistungsfähigkeit eingeschränkt sind und insofern im beruflichen und privaten Leben Abstriche machen müssen. Deshalb ist für mich ein achtsamer Umgang mit mir selbst wirklich wichtig und nicht das Aufspringen auf einen Zeitgeist. Das gilt natürlich auch für vollkommen gesunde Menschen.

Alle Folgen der Erkrankung konnte ich damals, wenige Wochen nach der Operation, noch nicht übersehen. Zunächst beschäftigte ich mich mit der Frage, warum gerade ich, warum ist das mir passiert?

4 Warum ich? Was habe ich falsch gemacht?

Hypophyseninsuffizienz – Was sind die Ursachen und wie erkenne ich Symptome der Erkrankung

> Wenn du schon nicht an Gott glaubst, dann glaube wenigstens an irgendwas anderes. Hauptsache, du glaubst an was
>
> *(Pfarrer Heyde, Berlin-Pankow)*

Ich hatte also von jetzt an eine seltene chronische Erkrankung mit dem Namen „Hypophyseninsuffizienz". Insuffizienz bedeutet Unzulänglichkeit, Unfähigkeit oder Schwäche. Der Begriff ist vor allem in der Medizin gebräuchlich – vielleicht haben Sie schon mal was von Herzinsuffizienz, Herzschwäche, gehört. Bei mir war es nicht mal eine Schwäche der Hirnanhangdrüse, sondern deren Unfähigkeit. Das heißt, meine Hypophyse arbeitet gar nicht mehr und produziert keine Hormone oder andere Botenstoffe.

Was eine Hypophyseninsuffizienz für einen Patienten konkret bedeutet, hängt davon ab, ob sie dazu führt, dass ein oder mehrere oder gar alle Hormone der Hypophyse sich in zu geringer Konzentration im Körper befinden. Bei mir sind sämtliche Hormonachsen ausgefallen. Die Ursache war bei mir wahrscheinlich schon die Einblutung des Tumors in das zarte Drüsengewebe oder/und eine Folge der Operation. Mich beschäftigte natürlich der Gedanke, wo ich mir diesen Tumor zugezogen haben könnte und ob er wirklich weg wäre, oder ob das doch so eine Art Krebs wäre. Krebs fiel Gottseidank weg, das hatte ich ja sofort erfahren. Tumor klingt zwar schrecklich, aber gutartiger Tumor klingt schon wieder versöhnlicher, oder? Gutartiger Tumor im Kopf ist trotzdem nicht so toll. Und wenn ich heute daran denke, dass durch diesen gutartigen Tumor meine Hypophyse ausgefallen ist und mein Leben – salopp gesprochen – an der Einnahme von Pillen hängt, da frage ich mich, was ist an diesem verdammten Adenom gutartig, bitteschön?

Aber was sind die Ursachen dafür? Eine erste Antwort auf meine Frage gab mir eine Betriebsärztin, als ich wieder meinen Dienst im Rahmen des Hamburger Modells aufnehmen wollte. Übrigens habe ich diesen Begriff, womit umgangssprachlich der gesetzlich verankerte stundenweise Wiedereinstieg ins Arbeitsleben bezeichnet wird, damals auch erstmalig wahrgenommen. Die Humboldt-Universität verfügt, wie viel große Betriebe, über eigene Betriebsärzte, die zum Beispiel in jedem Jahr die Grippeschutzimpfung vornehmen oder eine Computerbrille verschreiben oder sich um einen gesundheitlich korrekten Arbeitsplatz mit Erste-Hilfe-Box und Defibrillator kümmern. „Der Tumor war eindeutig eine Folge von Stress!", sagt mir jetzt die Betriebsärztin der Uni überzeugt und ich bin nicht ganz glücklich damit, dass mein Mann diese Bemerkung hört. Er ist sowieso der Überzeugung, dass ich viel zu viel arbeite und deutliche Züge eines Workaholics habe. Auch eine meiner Freundinnen äußerte vorsichtig diese Meinung mit der Begründung, dass zu vieles Arbeiten zu einem ständig hohen Cortisolspiegel im Körper führt und davon eben ein Tumor die Folge sein könnte. Dabei macht mir meine Arbeit Spaß: sie ist selbstbestimmt, ich kann tolle Projekte einwerben, dabei in alle Welt an Orte fahren, an die nie ein Tourist hinkommen würde und liebe die Studenten und meine Fachgebiete. So what? Von wegen zu viel Arbeiten! Ein Kollege meinte dann später überzeugt zu mir, dass die alten Gebäude der Universität die Ursache gewesen sein könnten. Und ja, der Teppichboden in meinem Büro wies nach der Untersuchung einer sogenannten Liegeprobe, also der Staubansammlung nach einem Wochenende, eine zu hohe Konzentration von Schwermetallen auf. Immerhin wären der und der Kollege auch an Krebs erkrankt. Aber Krebs hatte ich ja glücklicherweise nicht. Also warum?

Tatsächlich antwortet mir die Chefärztin der Neurologie in der Klinik Bad Sülze im Aufnahmegespräch für die Anschlussheilbehandlung nach meiner Operation auf meine Nachfrage: „Ich kann es Ihnen nicht sagen! Wir kennen immer noch keine Zusammenhänge zwischen Ursachen und Tumorentstehungen. Wir wissen mit statistischer Sicherheit bisher nur, dass es einen Zusammenhang zwischen Rauchen und Lungenkrebs gibt, alles andere sind Vermutungen!" Das steht auch in der medizinischen Fachliteratur: *Abgesehen von der genetischen Disposition bei den familiären Formen sind die einem Hypophysenadenom zugrunde liegenden Ursachen nicht bekannt. Fest steht, dass ein Hypophysentumor aus einer entarteten Zelle meist im Vorderlappen der Hypophyse entsteht".* (Jockenhövel & Petersenn 2011: 206)

Also Schicksal? Keine Ahnung, was den Tumor betrifft! Es kann jeden treffen, egal wie gesund und bewusst der- oder diejenige lebt. Warum bekommen kleine Kinder Krebs?

Die Hypophyseninsuffizienz kann dagegen verschiedene Ursachen haben, wie ich das auch von den Mitgliedern meiner Selbsthilfegruppe höre. Eine Ursache ist die, die ich erlebt habe: die Folge einer Einblutung oder einer Operation an der Hypophyse. Eine andere Variante kann angeboren sein, andere mögliche Ursachen können *...Durchblutungsstörungen, Unfälle, Autoimmunerkrankungen, Bestrahlungen des Schädels, chronische Erkrankungen oder auch eine Schädigung nach großem Blutverlust bei der Entbindung (Sheehan-Syndrom) sein...* (Zopf 2002:5)

Oftmals ist es schwer, die Symptome richtig zu deuten. Der Cortisolmangel führt häufig zu Übelkeit und Erbrechen, die besonders krass auch nach banalen Infekten sein können. Warum, ist noch nicht bekannt. Oft wird diese Reaktion als begleitender Magen-Darm-Infekt interpretiert. Die unsichere Patientin lässt dann eine Magen-Darm-Untersuchung machen, in der natürlich nichts gefunden wird. Wenn die Hypophyse oder auch die Nebenniere allmählich versagen, kommt es zu dramatischem Gewichtsverlust, Müdigkeit und Antriebsschwäche – und niemand weiß so richtig warum. Außerdem fallen die Hormonachsen mit dem Wachsen des Tumors in einer bestimmten Reihenfolge aus. Beispielsweise wird zuerst die Produktion und Ausschüttung des Wachstumshormons eingestellt. Dann folgen die anderen Hormone. Die Folgen dieser allmählichen Ausfälle sind für Laien, selbst für Betroffene schwer einzuordnen. Für mich war der Film „Eine unerhörte Frau“ dafür ein eindrucksvolles Beispiel. Der Film erzählt die Geschichte der schwer kranken kleinen Magdalena Schwaiger und ihrer Mutter aus Bayern. Magdalena leidet unter schweren Kopfschmerzen und Sehstörungen und bleibt im Vergleich zu ihren Altersgefährten ungewöhnlich klein. Die Mutter sucht verzweifelt einen verständnisvollen Arzt, der ihr Kind behandelt. Jahrelang will niemand glauben, dass Magdalena wirklich schwer erkrankt ist. So verschreibt eine Ärztin dem Kind eine Fensterglas-Brille, weil sie der Meinung ist, dass sich das Kind nur wichtig machen will. Die Mutter gibt jedoch nicht auf, informiert sich selbst und schließlich wird festgestellt, dass ein Tumor im Kopf die Ursache für die Leiden des Mädchens ist. Da in Deutschland niemand die ärztliche Verantwortung für eine Operation übernehmen will, reist die Mutter in die USA, um einen renommierten Spezialisten an einer New Yorker Klinik um eine Operation für ihre Tochter zu bitten. Der Arzt erklärt sich dazu bereit. Allerdings müssen die Kosten für die Einreise des OP-Teams aus den USA nach Deutschland und die Kosten der Operation übernommen werden. Die Mutter nimmt daraufhin eine Hypothek auf ihren Hof auf. Schließlich übersteht Magdalena tatsächlich die riskante Operation.[1]

Der Film zeigt sehr gut, was auch andere Betroffene berichten. Weil die Symptome Kopfschmerzen, Sehprobleme oder unbeschreibliche Müdigkeit und Konzentrationsstörungen „ja jeder“ haben kann, ist es so schwer, dahinter eine schwere Erkrankung zu vermuten. Bei Kindern kommen dann noch Wachstumsstörungen hinzu, sie bleiben klein, weil das Wachstumshormon nicht ausgeschüttet wird. Gleichzeitig zeigt der Film auch sehr gut, wie wenig manchmal selbst Ärzte über seltene Erkrankungen Bescheid wissen und es ausgesprochen schwer sein kann, Hilfe überhaupt oder rechtzeitig zu bekommen. Kopfschmerzen, Konzentrationsstörungen, Leistungsschwächen lassen sich ja auch sehr gut als psychosomatische Beschwerden einordnen und – zack – die Diagnose ist fertig. Schlimmer ist es, wenn in einem Notfall das lebenswichtige Hydrocortison verweigert wird, weil manche Ärzte, die die Erkrankung nicht kennen, es nicht für

[1] https://de.wikipedia.org/wiki/Eine_unerh%C3%B6rte_Frau, Zugriff am 2. 7. 2019

lebensrettend, sondern für gefährlich halten. Allerdings muss man zur Ehrenrettung der Mediziner sagen, dass sie mit solchen Krankheiten auch nur sehr kurz im Studium konfrontiert werden, wie ich ja bereits im St. Hedwig-Krankenhaus erfahren hatte. Eine häufige Krankheit ist eine häufige Krankheit und eine seltene Krankheit ist eben eine seltene Krankheit. Im Fall der Hypophyseninsuffizienz sind es gerade mal 20 Neuerkrankungen im Jahr auf 1 Million Menschen, bzw. 400 Erkrankte auf 1 Million Menschen. (Quinkler et al. 2013:1)

Dennoch beschäftigte mich natürlich auch immer wieder der Gedanke „Warum gerade ich?" und „Wie komme ich jetzt mit diesem neuen Leben zurecht?" Vielleicht hilft in dieser Situation manchem Betroffenen der Glaube an Gott. Ich bin leider Agnostikerin. Das ist etwas anderes als Atheistin. Atheisten verneinen die Existenz Gottes. Ich möchte schon an einen Gott glauben, weiß aber nicht, ob es ihn tatsächlich gibt und kippe regelmäßig um. Das ist sicher auch in meiner atheistischen Sozialisation begründet. Als ich in der Kinderzeit zum Religionsunterricht ging, wurden uns vor allem die Gebote mit „Du sollst NICHT ..." eingehämmert. Es war ein strafender Gott, vor dem ich mich als Kind fürchtete. Später wurde ich Naturwissenschaftlerin. Da gehört es zum Aufgabenfeld, die Dinge und Erscheinungen nicht zu glauben, sondern zu hinterfragen. Auch wenn ich privat eine Romantikerin bin und an Zeichen und Wunder glauben möchte – bei ernsten Fragen verlasse ich mich eher auf Fakten. Ich bin eben eine große Zweiflerin. Dabei wünschte ich mir im katholischen St. Hedwig-Krankenhaus durchaus, dass die Nonnen einmal vorbeikommen. Ich hätte mich gefreut, wenn sie in den Augenblicken, in denen ich mich wirklich elend und vom Schicksal (auch so ein naturwissenschaftlich unhaltbarer Begriff) verlassen fühlte, meine Hand gehalten hätten.

Ich habe großen Respekt vor den Nonnen. In früheren Jahren habe ich zweimal während der Semesterpause eine Auszeit in Klöstern genommen, die mir sehr gut getan haben und wo ich einen winzigen Blick in das heutige Klosterleben werfen konnte. Das erste Kloster lag in Niedersachsen. Dort traf ich auf Schwester C., die im früheren Leben als Ärztin gearbeitet hat; erst auf Mission in Afrika und dann auf einer Krebsstation in einem Krankenhaus in Norddeutschland. Ihre lebenskluge Art hat mir damals bei der Beantwortung sehr persönlicher Fragen sehr geholfen. Ein paar Jahre später war ich im Februar in einem Kloster in Bayern zu Gast. Ich kam zur Faschingsszeit im Kloster an. Der Rosenmontag wurde mit einem Emoji-Keks auf dem Abendbrotteller gewürdigt und am Aschermittwoch wurde als Fastenauftrag beschlossen, während der Mahlzeiten zu schweigen. Da ich anders als im Kloster in Niedersachsen während meines Aufenthaltes mitarbeiten wollte, war ich zwar einerseits Gast, durfte jedoch gemeinsam mit den Schwestern die Mahlzeiten einnehmen. Ich hatte so die Möglichkeit zu vielen Gesprächen über ihr jeweiliges Leben mit und für Gott. Dabei gab es durchaus auch lustige Situationen und ich stellte – wie beim Entschluss zum Redefasten – fest: „Schwestern sind auch Frauen".

So hatte ich mich für die Küchenarbeit gemeldet und trat nun meinen Dienst am Tag nach meiner Ankunft an. Schwester M. A., die Küchenchefin, erklärte mir zunächst, dass die Küche nicht nur die Klosterschwestern, sondern auch einen oder zwei Kindergärten der Stadt zu versorgen hätte und darüber hinaus jeden Mittag eine Suppenküche für Obdachlose öffnen würde. Dabei wurde mir bewusst, dass das Kloster durchaus nicht so abgeschieden von der äußeren Welt war. Als ich nun nach meinem ersten Arbeitsauftrag fragte, meinte sie ein bisschen schüchtern: „Zuerst schneiden's bitte den Leberkäs in Scheiben und wenn's danach noch das Geschirr spülen würden? – Frau Doktor". Da hatte sich doch meine irdische Tätigkeit vom Abend bis zum Morgen schon herumgesprochen, obwohl ich mich selbst ohne akademische Titel nur als „einfache Gästin" vorgestellt hatte! Ich ging auch immer mit zu den Gottesdiensten, die den Tag in einem Kloster maßgeblich strukturieren. Die Atmosphäre und die Schwestern selbst haben mich beeindruckt und taten mir gut, konnten aber mein persönliches Gottverständnis nicht verändern.

Ich bewundere die Schöpfung in den Ausprägungen und Erscheinungen der Natur – deshalb waren mir meine Lehrfächer Ökologie und Ökologischer Landbau auch immer so lieb. Auch mit der Erklärung, dass es Schicksal sei, was mir passiert war, konnte ich nichts anfangen. Stattdessen suchte ich nach naturwissenschaftlichen Ursachen, also dass eben entartete Zellen dafür verantwortlich sind. Wir fragen so oft, warum hat es mich oder den oder die getroffen, die doch ganz vorbildlich gelebt hat. Ich denke, wir vergessen, dass wir letztlich auch „nur“ Lebewesen sind und nicht alles unter Kontrolle haben können.

Viele Jahre habe ich mich immer wieder nach dem Sinn des Lebens gefragt und überlegt, was für mich der Sinn meines Lebens wäre. Waren wir dann unterwegs in Thailand oder Indien oder Afrika, wies mein Mann regelmäßig auf die Frauen, die am Fluss Wäsche wuschen oder schwere Baustellenarbeiten verrichtet haben. Dann sagte er immer zu mir: Frag mal diese Frauen nach dem Sinn ihres Lebens! Ich habe mich deshalb im Zusammenhang mit meiner Erkrankung noch einmal mit dem Begriff „Sinn des Lebens“ auseinandergesetzt. „Sinn“ wird im Duden und im Lexikon als „Ziel und Zweck, Wert, der einer Sache innewohnt“ definiert. Wenn man nach dem Sinn des Lebens fragt, kann man also meinen: „Welches Ziel, welchen Zweck hat das Leben?“ Hier kann die Antwort allgemeingültig ausfallen. Wenn gemeint ist: „Welchen Wert hat das Leben?“, kann die Antwort nur individuell gegeben werden. Bei der Beantwortung ist also eine naturwissenschaftliche und eine philosophische Antwort möglich: Der Sinn des Lebens besteht, biologisch betrachtet, in der Erhaltung der Art und Ausfüllung der ökologischen Nische im Ökosystem. Das wäre eine pragmatische Erklärung aus einer naturwissenschaftlichen Sicht, die allerdings auch zu Diskussionen auffordern kann, da der Mensch als einziges biologisches Wesen sowohl die Erhaltung (Produktion von Nachkommen) als auch seine Funktion im Ökosystem (Besetzung einer ökologischen Nische) selbst bestimmen kann. Vom Sinn des Lebens allgemein zu sprechen, interessiert in diesem Kontext vermutlich weniger, sondern es interessiert die Frage nach dem Sinn des Lebens eines Einzelnen. Damit bekommt der Begriff eine soziale oder philosophische Dimension. Das ist wohl auch der Ansatzpunkt für all die klugen Gedanken, dass und wie man seinem Leben einen Sinn geben sollte.

Der Sinn des Lebens kann (!) für eine Mutter anders sein als für einen engagierten Forscher: Die Mutter (oder Eltern, um auch den Vater einzubeziehen) kann für eine gewisse Phase oder Zeit ihres Lebens das Wohl der Kinder als Sinn ihres Lebens sehen. Ein Forscher kann in seinem Forschungsgegenstand den Sinn seines Lebens sehen. Zudem hat die Frage nach dem Sinn des Lebens meiner Ansicht nach eine zusätzliche Dimension: Die Frage selbst ist ein Luxusproblem. Ich bezweifle, dass ein Mensch, der täglich ums Überleben kämpfen muss, die Muße hat, sich mit der Frage nach dem Sinn seines Lebens zu beschäftigen. Man muss dazu gar nicht auf Regionen, in denen Hunger oder Krieg herrschen, schauen: Jeder, der in einer lebensbedrohlichen Situation ist, will einfach – nur leben. So ging es mir, als ich von der Existenz des Tumors erfahren hatte. Ich wollte nur noch leben! Denn auch das Thema Tod ist so ein Tabu- oder Angstthema in unserer Gesellschaft.

In einer meiner letzten Ökologie-Vorlesungen konnte ich meine eigene Angst davor bezwingen. Ich erklärte den Studierenden wieder einmal die Stoffkreisläufe in der Natur. Während Energie ständig von der Sonne nachgeliefert werden muss, um das Leben auf der Erde in Gang zu halten, kreisen Wasser, Sauerstoff und Nährstoffe. Nährstoffe werden zum Beispiel von den Pflanzen aufgenommen, die daraus ihre Biomasse zusammenbauen. Pflanzen dienen Menschen und Tieren als Nahrung oder sterben irgendwann ab, und ihre tote organische Substanz (kennen Sie sicher als Kompost im Garten) wird von Mikroorganismen bis in ihre anorganischen Bestandteile zersetzt. Diese anorganischen Bestandteile sind die Nährstoffe, die neue Pflanzen aufnehmen und zum Wachstum brauchen. So ist das bei Pflanzen und Tieren. Plötzlich dachte ich – das ist doch bei uns Menschen genauso! Egal, ob wir nach dem Tod beerdigt oder verbrannt werden. Unsere Grundbausteine gehen nicht verloren, sondern werden in der Erde zu Nährstoffen für Pflanzen und gehen in diese ein. „Aus der Erde sind wir genommen, zur Erde sollen wir wieder werden, Erde zu Erde, Asche zu Asche, Staub zu Staub“, so lautet die liturgische Formel eines Pfarrers am Grab bei einer Beerdigung. Genau! Warum kann ich mir nicht vorstellen, dass nach meinem Tod aus meinem zersetzten Körper eine Linde oder eine Magnolie wird? Ich war in dem Augenblick zutiefst befreit von meiner Todesangst und versicherte den etwas irritiert dreinschauenden Studis, dass das Thema für sie ja noch nicht relevant wäre, ich aber für mich die Lösung eines Problems gefunden hätte.

Nebenbei, so völlig abgeklärt und rein wissenschaftlich ausgerichtet bin ich natürlich auch nicht. Für Dinge des Alltags hilft mir der schlichte Spruch von Oscar Wilde: *Am Ende wird alles gut – und wenn es nicht gut wird, ist es noch nicht das Ende.* Oder noch kürzer ist das 11. Gebot Hollywoods: *Am Ende siegen immer die Guten!* Das stimmt im Leben nicht unbedingt, ist aber für mich als Motivation prima. Ich denke, damit wäre Pfarrer Heyde einverstanden.

5 „Hypophyse an Nebenniere!“

Man braucht nichts im Leben zu fürchten, man muss nur alles verstehen

(Marie Curie)

Früher habe ich mich köstlich über Otto Waalkes Sketch „Der menschliche Körper“ mit seinem „Großhirn an alle“ amüsiert. Sehr überzeugend und vor allem witzig stellt er darin dar, wie verschiedene Organe im menschlichen Körper miteinander kommunizieren, um in einer Kneipe die Rangordnung zwischen zwei Gästen zu klären. Zu meiner Schande muss ich gestehen, dass mich bis zu meiner Erkrankung mein Innenleben nicht sehr interessierte und mir nur die sehr allgemeinen Zusammenhänge bekannt waren. Die direkte Wirkung von äußerem Stress auf Magen und Darm war ein Beispiel dafür, weil diese Organe dann als erste deutliche Signale gaben – Magenschmerzen vor Prüfungen oder unangenehmen Situationen und Verstopfung in den ersten Urlaubstagen, vor allem, wenn mir die neue fremde Umgebung nicht hygienisch genug vorkam. Und dass das Gehirn im Kopf untergebracht ist, war mir auch bekannt. Aber die Feinheiten, die Feinheiten!

So musste ich auch erst einmal googeln, was es mit der Hypophyse auf sich hat, von der die Mediziner sprachen. Hirnanhangdrüse als deutschsprachiger Begriff erschien da verständlicher, das heißt, die Drüse muss irgendwie am Gehirn dranhängen und hat eine wichtige Funktion. Drüse heißt auf Lateinisch „Glandula“, weswegen das Patientennetzwerk für Hypophysen- und Nebennierenerkrankungen ebenfalls *Glandula* heißt. Die Drüsen produzieren chemische Substanzen, die anderswo im oder am Körper gebraucht werden. Beim Wort

„Drüse“ fallen einem bestimmt die Schweißdrüsen, die Tränendrüsen oder die Speicheldrüse ein. Das sind exokrine Drüsen, bei denen das Sekret nach außen abgegeben wird. Sie können das sofort nachprüfen, wenn Sie gerade eben beim Lesen an eine saure Zitrone denken. Stimmt's? Der Speichel fließt... Aber es gibt auch Drüsen im Körper, sogenannte endokrine Drüsen, die Sekrete in die Blutbahn ausschütten. Zu diesen Drüsen gehören die Hypophyse, die Schilddrüse, die Nebennieren und die Geschlechts- oder Keimdrüsen.

Die Hypophyse, mit noch nicht mal 1 g an Gewicht, ist so groß wie eine Haselnuss oder eine kleine Kirsche, hat die Form einer Bohne und befindet sich genau mittig im Kopf in einer knöchernen Vertiefung an der Unterseite des Gehirns in Höhe der Nase.

Eigentlich ist sie sogar mehr als irgendeine Drüse. Sie ist gewissermaßen die Chefin im Hause, denn sie verstärkt die Signale des Hypothalamus, einer Struktur im Gehirn, mit dem die Hypophyse über den Hypophysenstiel verbunden ist und steuert so viele andere innere Drüsen in unserem Körper. Zu ihrem Kommandobereich gehören die bereits genannten: Schilddrüse, die Nebennieren und die Geschlechtsdrüsen.

So klein die Hypophyse ist, die Mediziner unterteilen sie noch in den Hypophysenvorderlappen und den Hypophysenhinterlappen. Jeder Abschnitt produziert Hormone für seine speziellen Zielorgane. Da diese im Körper an unterschiedlichen Stellen liegen, wird von Hormonachsen gesprochen. Beim Hypophysenvorderlappen können entsprechend der Zielorgane seiner Hormone fünf verschiedene Achsen definiert werden:

- Die *corticotrope* Achse zwischen Hypophyse und Nebennieren mit dem **a**drenocorti**c**o**t**ropen **H**ormon (ACTH).
- Die *thyreotrope* Achse zwischen Hypophyse und Schilddrüse mit dem **t**hyreoidea**s**timulienden **H**ormon (TSH).
- Die *somatotrope Achse* zwischen Hypothalamus und Hypophyse reguliert die Bildung und Freisetzung des Wachstumshormons, (englisch Growth Hormone = GH) = **S**omato**t**ropin (STH).

- Die *gonadotrope* Achse zwischen Hypophyse und Keimdrüsen mit dem **l**uteinisierenden (LH) und dem **f**ollikel**s**timulierenden **H**ormon (FSH).
- Die *mammotrope* Achse zwischen Hypophyse und Brustdrüsen mit dem Hormon **Prol**aktin (Prl).

Durch die Freisetzung dieser Hormone werden lebenswichtige Vorgänge im Körper – wie der Stoffwechsel, das Wachstum und die Fortpflanzung – reguliert. Die Störanfälligkeit der einzelnen Hormonachsen ist sehr unterschiedlich. So ist die somatotrope Achse, gefolgt von der gonadotropen Achse am empfindlichsten. Danach fallen erst die anderen Achsen aus: zuerst die thyreotrope, dann die corticotrope Achse und zum Schluss die mammotrope Achse.

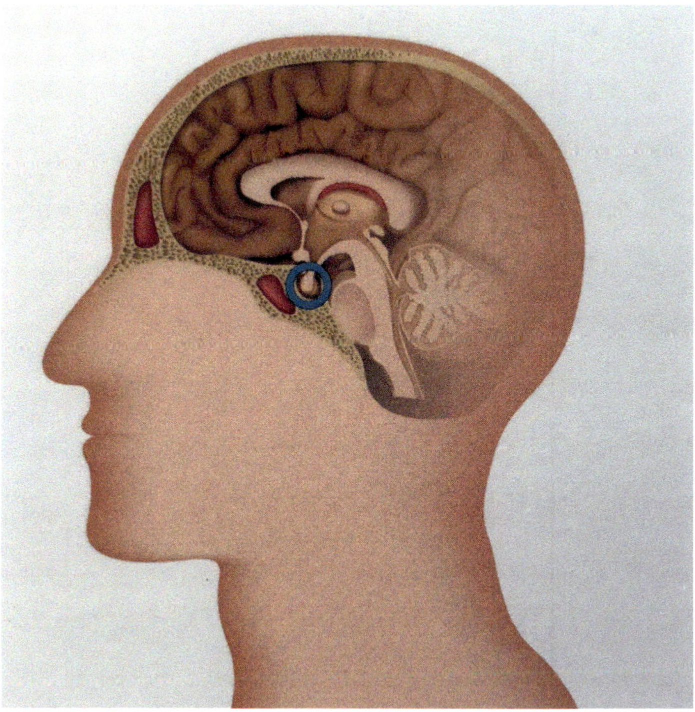

Abbildung 5.1: Lage der Hypophyse im Kopf. (Quelle: Buchfelder & Stalla 2017; mit freundlicher Genehmigung von Prof. Stalla)

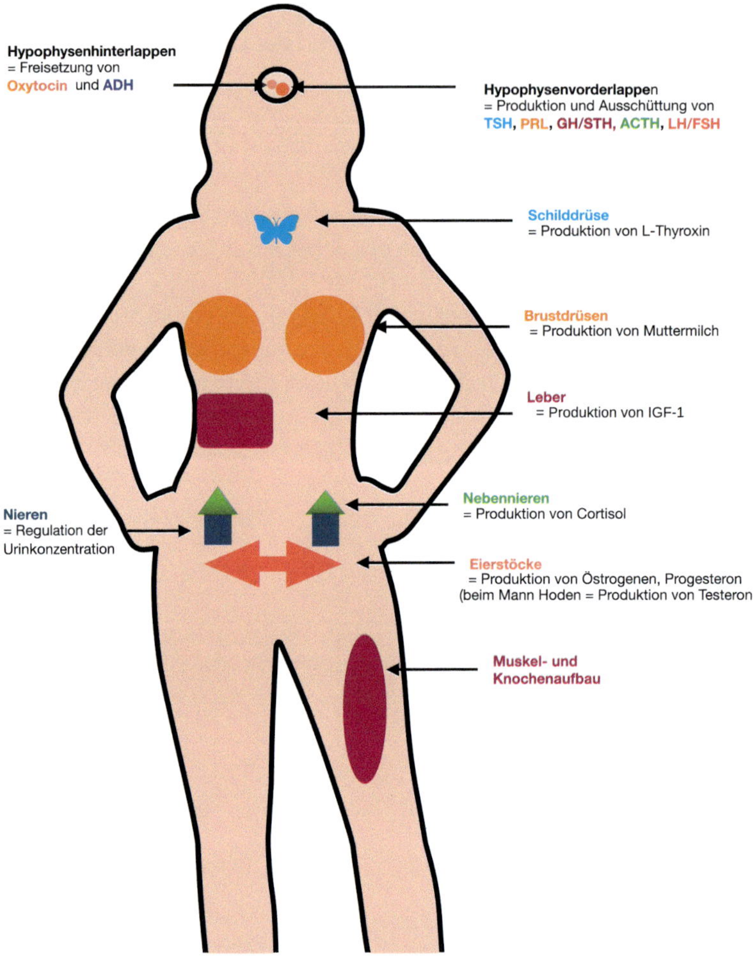

Abbildung 5.2: Lage der Hormonachsen im Körper

Die Hirnanhangdrüse ist durch einen Stiel mit einem Teil des Gehirns, dem Hypothalamus, verbunden, der u. a. die Hypophysenfunktion regelt. Der Hypothalamus gibt nämlich die Informationen aus dem Nervensystem an die Hypophyse weiter. Ich erinnere: Die Hypophyse heißt auf Deutsch HirnANHANGdrüse und nicht Hirndrüse. Deshalb ist ein Tumor an der Hypophyse ganz korrekt gesehen kein Hirntumor, sondern ein Tumor in der Nähe des Gehirns. Macht ihn deshalb nicht weniger gefährlich! Besonders spannend ist es dabei, dass die Hypophyse nicht nur so einfach vor sich hin arbeitet, sondern dass es im Körper komplizierte Rückkopplungsmechanismen gibt, welche die Produktion der unterschiedlichen Hormone regulieren. So erfolgt die hormonelle Steuerung über einen Regelkreis der Nebennieren mit dem Hypothalamus im Gehirn und der Hirnanhangdrüse. Während sich die Hypophyse im Kopf befindet, sitzen die Nebennieren, das sind ebenfalls Drüsen, jeweils auf den beiden Nieren. In den Nebennieren wird das Cortisol gebildet. Übrigens gab es für die Entdecker der Hormone der Nebennierenrinde, deren Struktur und biologischen Wirkungen 1950 den Nobelpreis für Medizin. Meinen tiefempfundenen Dank noch einmal an die Herren Edward Calvin Kendall, Tadeus Reichstein und Philip Showalter Hench! Die erste erfolgreiche Therapie mit künstlich hergestelltem Cortison war im Jahr 1948.[1]

Wenn also die Hypophyse ihre Steuerfunktion nicht mehr erfüllt, produzieren die Nebennieren kein Cortisol und es kann sehr schnell zu einem lebensbedrohlichen Kreislaufzusammenbruch kommen. Die Ärzte sagen dann, die corticotrope Achse ist ausgefallen. Deshalb ist es außerordentlich wichtig zu wissen, ob der Körper noch selbst Cortisol produzieren kann.

Nach drei Monaten wurde bei mir deshalb ein ACTH-Test durchgeführt, um festzustellen, ob tatsächlich kein Cortisol mehr produziert wird. ACTH ist das Hormon, das in der Hypophyse produziert wird und die Nebennieren zur Produktion und Ausschüttung von Cortisol anregt. Die Mediziner sprechen korrekt vom ACTH-Stimulationstest, weil ein synthetisch hergestelltes ACTH intravenös gespritzt wird. Der Cortisolspiegel im Blut wird vor und nach der Gabe bestimmt. Der Test ist nicht ganz ohne, da es dabei zu Überempfindlichkeitsreaktionen wie Hautreaktionen an der Injektionsstelle, Schwindel, Übelkeit, Erbrechen, Juckreiz, Erröten und im Extremfall zum lebensbedrohlichen Schock kommen kann. Der Test muss also unter Aufsicht stattfinden. Ich kam mit knurrendem Magen vormittags in die endokrinologische Praxis, weil man als Patient nüchtern sein muss. Dazu hat man sich während der Durchführung des Tests ruhig zu

1 https://de.wikipedia.org/wiki/Liste_der_Nobelpreistr%C3%A4ger_f%C3%BCr_Physiologie_oder_Medizin#1941%E2%80%931950, Zugriff am 26.02.2020

verhalten, was problemlos ist, weil man sowieso keine Energie zum Herumwandern hat.

Cortisol ist als körpereigenes Stresshormon dafür verantwortlich, dass unser Organismus mit einmaligen oder wiederholten körperlichen und psychischen Belastungen umgehen kann. Es spielt also eine absolute Schlüsselrolle und ist damit eines der wichtigsten Hormone, welches zwar in der Nebennierenrinde produziert, aber über die Hypophyse (ACTH!) gesteuert wird. Es hat darüber hinaus viele weitere Aufgaben: Es mobilisiert die Energiereserven. So führt der direkte Einfluss auf die Zuckersynthese zur Erhöhung des Blutzuckers. Cortisol ist auch am Fettstoffwechsel und Eiweißstoffwechsel beteiligt. Es gibt das Signal für den Abbau von Fett und Eiweiß. Das Hormon ist damit wirklich an allen Stellen des Körpers präsent: Cortisol sichert die Herzkreislauffunktion und steuert den Wasser-Elektrolyt-Haushalt. Es ist an der Regulation des Wachstums beteiligt. Es hilft zudem dem Körper mit Schmerz und Erkrankungen umzugehen, indem es allergische Prozesse unterdrückt und an der Immunabwehr beteiligt ist. Deshalb wird es beispielsweise als Medikament bei Immunerkrankungen – wie Rheuma – oder auch zur Nachbehandlung bei Krebs in einer hohen Dosis gegeben. Es ist also wichtig und als Medikament segensreich. Ein Cortisolmangel (Achtung! Symptome der Addison-Krise!) ist erkennbar an niedrigem Blutdruck, Gewichtsverlust, niedrigem Blutzucker, Übelkeit und Erbrechen. Ein Cortisolüberschuss führt zu hohem Blutdruck, Übergewicht, Diabetes, höherer Infektanfälligkeit bis hin zu Depressionen. Dazu kommen Wassereinlagerungen ins Gewebe. Kurzum, nicht nur nicht schön, sondern gefährlich.

Am Anfang hatte ich deshalb ziemlich Schiss, als mir Hydrocortison, also das Medikament, das Cortisol enthält, verschrieben wurde. Ich sah mich schon aufgeschwemmt und zuckerkrank werden. Besonders letzteres wollte ich wirklich nicht mal geschenkt haben. Meine Tante ist an einem Diabetes elendiglich zugrunde gegangen. Ich musste mir immer wieder bestätigen, dass es in meinem Fall wirklich „nur" eine Ersatztherapie ist, das heißt, es wird genau nur die Menge Cortisol ersetzt, die der Körper sonst auch produzieren würde. Übrigens wird Cortisol vom Körper nicht gleichmäßig, sondern in täglichen Phasen auf einen entsprechenden Reiz hin bereitgestellt. Es lässt sich häufig eine ausgeprägte Tag-Nacht- oder Schlaf-Wach-Rhythmik erkennen. Das bedeutet, dass jeder Mensch innerhalb von 24 Stunden deutliche Hormonschwankungen aufweist.

Die körpereigene Cortisolproduktion beim gesunden Menschen beginnt in den sehr frühen Morgenstunden, so dass morgens etwa zwischen 7:00 und 8:00 Uhr die höchste Konzentration zur Verfügung steht. Bereit für die Anforderungen des Tages! Dann fällt die Konzentration bis zum Mittag, um zum Nachmittag noch einmal anzusteigen, allerdings nicht so hoch wie am Morgen. Anschließend sinkt die Konzentration immer weiter ab, um nachts das Minimum zu erreichen.

Leider ist die Cortisol-Ersatztherapie diesbezüglich eher unvollkommen. Bei den zwei bis drei über den Tag verteilten Einnahmen erreicht der Cortisolspiegel sein Maximum am Mittag und sein Minimum vor der ersten Gabe am Morgen. Besser wären ein Maximum am Morgen und ein Minimum am Abend kurz nach dem Einschlafen. Zurzeit wird deshalb an einer an die Tageszeit optimal angepassten Therapie geforscht (Kiehn & Oster (2016): 29). Für mich reichen 15 mg Hydrocortison am Morgen zwischen 7 und 8 Uhr und nachmittags noch eine halbe Tablette, also 5 mg Hydrocortison. Die Einnahme der

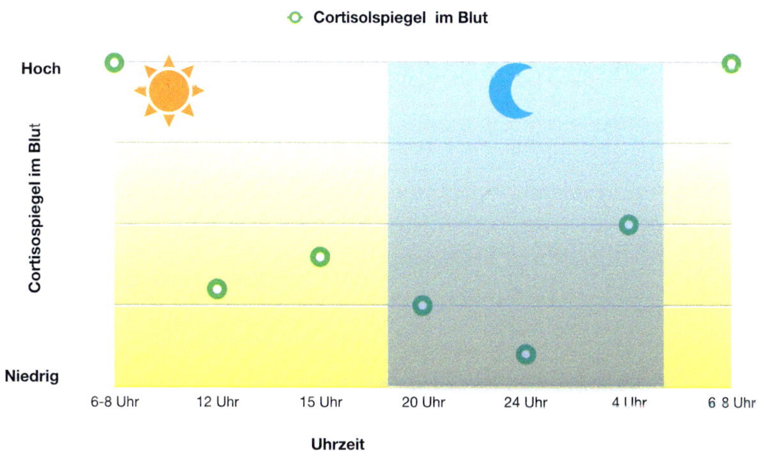

Abbildung 5.3: Verlauf der Cortisolausschüttung im Laufe eines Tages

letzten Dosis sollte etwa sechs bis acht Stunden nach Einnahme der ersten erfolgen. Gelegentlich nehme ich am späten Nachmittag noch eine halbe Tablette, so dass ich auf maximal 25 mg komme. Höhere Dosen führen zur Entkalkung der Knochen und erhöhen damit die Gefahr der Osteoporose. Das ist dann wieder die Kehrseite des lebensnotwendigen Medikaments. Allerdings weiß ich aus meiner Selbsthilfegruppe von anderen Betroffenen, dass sie die verordnete niedrige Medikation von behandelnden Ärzten als zu schematisch empfinden. Einige brauchen eine deutlich höhere Dosis, um sich gut zu fühlen und den Tag zu überstehen. Es scheint, dass auch die Endokrinologen noch zu wenig darüber wissen. Bei der geteilten Einnahme von Hydrocortison darf man die zweite Gabe nicht vergessen. Das kann passieren, wenn man ein volles Tagesprogramm hat. Hilfreich ist in dem Fall ein Signal aus dem Handy, das an die Medikamenteneinnahme erinnert.

Deshalb ist die Einnahme von Plenadren entspannender für mich. Das ist eine sogenannte Retard-Tablette, die nur morgens eingenommen wird. Sie gewährleistet zunächst den Energieschub für den Tag (man wird nach dem Aufwachen schnell munter) und gibt das übrige Cortison verzögert ab. So wird der Tagesverlauf simuliert.

Die Cortisolproduktion ändert sich nicht mit dem Alter. Aber sie gewährleistet eine gewisse Grundspannung des Körpers im Biorhythmus des Tages. Treten Belastungssituationen auf, wird entsprechend mehr produziert. Das ist ein evolutionär verankerter Mechanismus, um in anstrengenden oder sogar überlebenswichtigen Situationen die dafür notwendige Energie bereitzustellen. Dann kommt die sogenannte corticotrope Hormonachse ins Spiel und die Hormonkaskade Cortitropin-Releasing (CRH) aus dem Hypothalamus aktiviert die Produktion von adrenocortitropen Hormon (ACTH) in der Hypophyse. Dieses wieder – Hypophyse an Nebenniere! – veranlasst die Nebennierenrinde zur Ausschüttung von Cortisol.

Cortisol ist ein Stresshormon. Trotzdem kennt jeder wahrscheinlich eher die Worte „Da stieg mein Adrenalinspiegel!“ und nicht: „Da stieg mein Cortisolspiegel!“, wenn von einer körperlichen Reaktion in einer kritischen Situation die Rede ist. Tatsächlich ist Adrenalin verantwortlich für die Bereitstellung von Energiereserven, die kurzfristig in gefährlichen Situationen das Überleben sichern sollen. Der

Körper reagiert dann in der Weise, dass der Blutdruck steigt und das Blutvolumen durch das Zusammenziehen kleiner Blutgefäße erhöht wird: Diejenige wird weiß vor Schreck oder vor Zorn. Gleichzeitig erweitern sich die zentralen und muskelversorgenden Blutgefäße, damit die Muskelaktivität erhöht wird. Der Mensch kann mit vollem energetischen Einsatz auf den „Feind" – oder eben die Stresssituation – reagieren. Kurze Zeit nach der Adrenalinausschüttung folgt die Abgabe von Cortisol. Damit ist Cortisol genaugenommen ein Antistress-Hormon, weil es eine zu lange/hohe Ausschüttung von Adrenalin verhindert.

Wenn normalerweise pro Tag 8–25 mg Cortisol von der Nebennierenrinde ausgeschüttet werden, sind es bei Stress bis zu 300 mg. (Sommerwerck 2017: 1) Jetzt gibt es aber auch einen Rückkopplungsmechanismus im gesunden Körper, denn das Cortisol hemmt wiederum nach seiner Ausschüttung die weitere Bildung von CRH (Corticotropin-releasing Hormon) und ACTH (Adrenocorticotropes Hormon). Dadurch kommt es zu einer Normalisierung der im Körper zirkulierenden Cortisolmenge. Weil – allzu viel ist ungesund! Wenn ich die körpereigenen Abläufe durch meine Tabletteneinnahme simuliere, erhöhe ich also bei Stress meine normale Dosis um ein halbes Tablettchen Hydrocortison.

Dieser Stress kann sowohl physischer Art sein, z. B. wenn man eine größere Radtour in Angriff nimmt. Er kann aber auch psychischer Art sein, wenn man sich vor einer großen Familienfeier fürchtet. Für mich war so eine besonders anstrengende Situation, wenn das neue Semester mit der Pflichtvorlesung für ca. 250 Studierende des Erstsemesters nebst Nebenhörern anstand. Ich habe sogar schon Hydrocortison zusätzlich geschluckt, als ich mir Neukölln bei einem Spaziergang erschließen wollte. Bitte, liebe Neuköllner, nicht lachen! Für mich war das ein Ausflug in einen mir nicht sehr vertrauten Berliner Ortsteil und deshalb Stress!

Cortisol ist die Number One unter meinen zu ersetzenden Hormonen. Dann folgen in der Wichtigkeit das Schilddrüsenhormon, dann die Sexualhormone und dann das Wachstumshormon. Diese drei anderen Hormonarten variiere ich in der Menge nur auf ärztliche Empfehlung. Nämlich dann, wenn bei der Laborkontrolle ein Zuviel, oder ein Zuwenig herausgekommen ist. Es ist klar, dass eine korrekte

Arbeitsweise der Drüsen für das Leben eines Menschen von zentraler Bedeutung ist. Deshalb muss auch die Substitution der Hormone so genau wie möglich sein.

Cortisol ist also das wichtigste zu ersetzende Hormon. Ebenso wichtig ist das Schilddrüsenhormon L-Thyroxin, das ich ebenfalls jeden Morgen auf nüchternen Magen einnehmen muss. Das Hypophysenhormon TSH stimuliert die Schilddrüse zur Produktion und Ausschüttung von ...*zwei Hormone(n): L-Thyroxin (Levothyroxin, T4) und Triiodthyronin (Liothyronin, T3). Das eigentlich wirksame Hormon ist Triiodthyronin. Es beeinflusst zahlreiche Stoffwechselvorgänge und Körperfunktionen. Zum Beispiel steigert es den Energieumsatz, regt die Wärmebildung an und hat Einfluss auf Muskeln, Fettabbau, Leber und Herz sowie auf das Wachstum von Kindern. Das als Medikament zugeführte L-Thyroxin wird im Organismus ebenfalls in T3 umgewandelt und zeigt dieselben Wirkungen. Der Körper kann nicht zwischen exogenem und endogenem Schilddrüsenhormon unterscheiden.*[2] Wenn die Hormonachse „Hypophyse – Schilddrüse“ (vom Fachmann thyreotrope Achse genannt) geschädigt ist, kann es zu Gewichtszunahme, Müdigkeit, Verstopfung, Kreislaufproblemen und vielen verschiedenen psychischen Auffälligkeiten kommen.

Um festzustellen, welche Hormone nicht mehr gebildet werden, müssen für alle Funktionstests durchgeführt werden. In deren Ergebnis müssen die jeweiligen Hormonspiegel krankhaft erniedrigt sein. Ich erinnere mich dabei an den ACTH-Test in der endokrinologischen Praxis.

Es dauerte eine Weile, ehe ich die richtige Dosis L-Thyroxin, dem Medikament mit dem Schilddrüsenhormon, für mich gefunden hatte. In der Literatur wird darauf hingewiesen, dass Dosisveränderungen von L-Thyroxin erst nach 6 Wochen endgültig wirksam werden. (Stalla 2004: 128) Anfangs gab es scheinbar eine Überdosierung, denn ich hatte furchtbare Schweißausbrüche, vor allem in der Nacht, so dass immer ein Badetuch griffbereit neben meinem Bett lag, welches ich mir unterlegen konnte, bzw. mich darin einwickeln, wenn mein Laken und das Oberbett völlig durchnässt waren. Die Schweißausbrüche können allerdings auch der Gynakodin-Pause nach der Operation

[2] Melzer 2018 In: `https://www.apotheken-umschau.de/Medikamente/L-Thyroxin-Wirkung-Nebenwirkungen-Anwendungstipps-548217.html`, Zugriff 30.7.2019

geschuldet sein, weil ich meine Hormonersatztherapie einfach abgesetzt hatte. Ebenso kann ich mich an die Anfangszeiten erinnern, in denen ich extrem gefroren habe. Mir war immer sehr kalt, auch wenn das Zimmer gut geheizt und mein armer Mann im krassen Gegensatz einem Schweißausbruch nahe war. Das war wahrscheinlich Zeichen einer Unterversorgung mit Cortisol.

Eine weitere Achse, die gonadotrope Achse, besteht zwischen Hypophyse und den Keimdrüsen (Gonaden), also beim Mann die Hoden und bei der Frau die Eierstöcke. Da ich wegen Wechseljahresbeschwerden vorher schon eine Hormonersatztherapie verordnet bekommen hatte, setzte meine Frauenärztin an dieser Stelle wieder ein und verschrieb mir die Medikamente Gynokadin und Progestan, die die Zielhormone der Sexualhormone ersetzen. Das sind bei einer Frau Östradiol/Progesteron-Derivate, bei einem Mann wäre das Testosteron. Die Hormonersatztherapie bei postmenopausalen Frauen ist umstritten. Immer wieder wird befürchtet, dass sich das Brustkrebsrisiko erhöht. Deshalb achte ich darauf, dass es auch bei diesen Präparaten lediglich Ersatz dafür ist, was ein gesunder Körper im entsprechenden Alter produzieren würde. Und es ist wirklich wichtig, dass die fehlende Menge ersetzt wird. Es geht nicht darum, dass ich jenseits der Wechseljahre noch Kinder kriegen will, damit wir uns nicht missverstehen. Das ist ein anderes Feld. So ist das Gesundheitsrisiko ohne Hormonsubstitution auch bei den Sexualhormonen viel dramatischer zu bewerten. Erinnert sei an die Entwicklung einer Osteoporose. Wer dabei glaubt, dass pflanzliche Präparate die Hormontherapie ersetzen können, wird enttäuscht. Cathrin Grave schreibt im Patientenratgeber „Therapie mit Geschlechtshormonen (Sexualhormonen) bei Patientinnen mit nachgewiesener Hypophyseninsuffizienz“: *Die ausschließliche Anwendung von pflanzlichen Präparaten, als Ersatz der Sexualhormone, ist bei Patientinnen mit Hypophyseninsuffizienz nicht zulässig!* Sie begründet das damit, dass *Durch die pflanzlichen Präparate ... keine ausreichende, schützende Wirkung auf den Knochen, das Herz-Kreislaufsystem, den Fetthaushalt, die Gebärmutterschleimhaut gegeben* (ist). (Grave 2012: 38)

Ein wichtiges Leitsymptom von Hypogonadismus, so wird das Fehlen des Sexualhormons genannt, ist die Einschränkung oder gar Verlust von Libido und Potenz. Betroffene klagen über ein unerfülltes

Sexualleben. Ich erinnere mich an einen Patienten, der sehr darunter gelitten hat, dass sein Körper wegen der Erkrankung keine Erektion mehr zustande brachte. Hier war die Verschreibung des Sexualhormons für ihn zusätzlich ein psychologisch bedeutsames Medikament, um sich einfach wieder als vollwertiger Mann zu fühlen. Darüber hinaus kann ein Fehlen der Sexualhormone offenbar auch zu einer höheren Sterberate bei den Betroffenen führen. (Tomlison et al. 2001 In: Stalla 2004: 130)

Interessant, dass das bei Endokrinologen anscheinend nicht unbedingt bekannt ist. Ich wurde von unterschiedlichen Ärzten angesprochen, ob ich denn wirklich die Sexualhormone – abends als Tablette das Progestan und morgens einen Hub vom Gel Gynokadin auf den Innenarm gestrichen – nehmen wollte. Ich sei doch in der Menopause und wolle doch bestimmt keine Kinder mehr. Ja, aber leben will ich, so lange wie möglich! Und so gut wie möglich mit allem, was dazu gehört. Obwohl meine Gynäkologin eine patente und versierte Fachfrau ist, ließ ich diese Hormonachse auch noch in einer Berliner Einrichtung testen, wo ganz speziell auf dem Gebiet der Sexualhormone der Frau gearbeitet wird. Irgendwann will man ja seinen Körper nicht mehr als Experimentierfeld betrachten.

Beim Ausfall der Hypophyse wird außerdem kein DHEA gebildet. Zu diesem Hormon sage ich im Kapitel 9 ab Seite 85 mehr. Gibt es Nebenwirkungen oder anderes zu beachten? Ja, zum Beispiel bei der Ernährung. Grapefruit und Lakritz können zum Beispiel die Wirkung von Hydrocortison verstärken. Naja, Lakritz mag ich sowieso nicht.

6 „Ich habe auch Kopfschmerzen und bin erschöpft!“

Der Unterschied zwischen der feinstofflichen Hormonsteuerung im gesunden Körper und der Notwendigkeit, diese mit Tabletten zu regeln

> Dem Gesunden fehlt viel,
> dem Kranken nur eins
>
> *(Deutsches Sprichwort)*

Nach drei Monaten Krankschreibung begann ich stundenweise wieder meinen Dienst aufzunehmen. Die Studierenden erwarteten mich schon dringend, da es für meine Vorlesungen keine Vertretung gab. Besonders dringend erwarteten mich natürlich die, die ihre Abschlussarbeit fertig haben wollten. Bei zwei Studenten, die besonders unter Druck standen, sprangen für mich nach Absprache über E-Mail zwei Kollegen als Gutachter ein. Beide Studenten hätte ich sehr gern selbst bis zum Schluss betreut, weil sie mir auch besonders ans Herz gewachsen waren. Sie haben es sich beide nicht leicht gemacht. Der eine war ungewöhnlicherweise schon berufstätig und studierte daneben. Wie geht das? Er war Pilot bei der Lufthansa und sah auch so aus. Natürlich kam er nicht in Pilotenuniform zu den Besprechungen. Er wirkte immer frisch und konzentriert, sehr korrekt und hatte eine sehr präzise Ausdruckweise. Mit ihm würde ich immer fliegen, wenn ich denn wieder fliegen darf. Als ich ihn seinerzeit bei der ersten Besprechung zu seinem Abschlussthema fragte, warum er denn Agrarwissenschaften studieren würde, meinte er, dass Pilot letztlich nichts anderes als Busfahrer sei – er transportiere die Leute von A nach B und zurück. Und dass er Helene Fischer nach Mallorca geflogen hätte, wäre auch nur einmal schön zum Erzählen gewesen. Durch seine Berufstätigkeit gestaltete sich die Betreuungsarbeit etwas aufwendig. Es kam mehrfach vor, dass er kurzfristig eine E-Mail schickte: „Ich sitze gerade in München fest. Sie wissen sicher: Pilotenstreik bei der Lufthansa – wir müssen den Termin verschieben.“ Nun war er also fertig und verteidigte seine Arbeit ohne mich. Bei dem anderen Studenten handelte es sich ebenfalls um einen ernsthaften jungen Mann, der sich mit der politischen Weltlage herumschlug und immer aktiv bei den Demonstrationen gegen die Agrarindustrie anlässlich der jährlichen Grünen Woche in Berlin mittat. Kein Lauter, sondern jemand, der sich Gedanken macht und nach dem Prinzip handelt: Machen ist wie Denken, nur krasser. Der Abschluss seiner Masterarbeit hatte sich hingezogen. Nun wollte er endlich fertig werden. Ich habe es aber immerhin geschafft, als Gast bei der Verteidigung mit dabei zu sein und ihm zum erfolgreichen Abschluss persönlich zu gratulieren. Alle anderen Studierenden wurden planmäßig nach meinem Dienstbeginn fertig.

Außer den Studierenden erwarteten mich dringend meine Kollegen und Mitarbeiterinnen. Wir hatten doch das große Forschungsprojekt an Land gezogen! Die Bewilligung war schon im Februar gekommen. Eigentlich sollte es im April losgehen. Ich hatte im Februar noch die Stellenausschreibungen fertig gemacht. Als ich dann im Krankenhaus lag, waren die Bewerbungen eingetrudelt. Meiner Stellvertreterin hatte ich aus dem Krankenhaus ausrichten lassen, dass sie statt meiner die Bewerbungsgespräche führen und die Stellen besetzen sollte. Jetzt waren die Leute zwar da, aber wir hatten immer noch keinen Zuwendungsbescheid vom Ministerium, also auch kein Geld, um anzufangen. Mir scheint, man hatte gewartet, bis ich wieder zurück war, um uns und noch zwei anderen Projektleitern die Zuwendungsbescheide Mitte Juni in einer offiziellen Zeremonie im Ministerium zu übergeben. Das war ein sehr schöner Augenblick für das ganze Team, aber besonders für mich und ein guter Start zurück ins Arbeitsleben.

Natürlich konnte ich nicht gleich mit voller Kraft loslegen. Dafür gibt es ja das erwähnte „Hamburger Modell“ für die stufenweise Wiedereingliederung in den Beruf nach einer langwierigen Erkrankung.

Als ich mein Büro das erste Mal wieder betrat, war ich glücklich, dass in der Zwischenzeit erstens mein Computer nicht gestohlen worden war und zweitens meine Pflanzen die drei Monate unfreiwilliger Dürre gut überstanden hatten. Trotz Heizung standen meine *Scheffleria,* die mir meine mexikanischen Kollegen mal als Strahlenfänger gegen ungesunde Computerstrahlung geschenkt hatten und die *Zamie,* die ich von meiner argentinischen Freundin zu einem Geburtstag bekommen hatte, wie eine Eins!

Ich wurde von Kollegen und Mitarbeiterinnen sehr freundlich begrüßt und vorsichtig nach meiner Erkrankung bzw. den Folgen befragt. Am Anfang konnte ich das Ganze noch nicht so gut erklären und erwähnte Kopfschmerzen, Müdigkeit und Konzentrationsschwierigkeiten. Prompt bekam ich zur Antwort: „Ich habe auch Kopfschmerzen und bin andauernd erschöpft!“ Ja, was sagt man da? In der ersten Zeit fühlte ich mich immer etwas hilflos bei solch einer Antwort. Klar: VORHER hatte ich auch Kopfschmerzen oder mich völlig verausgabt, so dass nur noch das Sofa rief. Aber Halt: Als ich noch ICH vorher war, da halfen Hinlegen, Wasser trinken, Entspannungsübungen. Und jetzt? Jetzt muss ich in dem Fall mindestens eine halbe Tablette Hydrocortison einnehmen und nach einer halben Stunde ist dann hoffentlich alles wieder gut. Dabei bin ich im Gegensatz zu manch anderen Betroffenen noch gut dran. Bei vielen funktioniert diese Eigenregelung offenbar nicht so einfach. Der ganz große Unterschied zu vorher ist also, dass ich meine Situation sehr genau einschätzen muss, um dann das, was der Körper sonst feinstofflich automatisch macht, mittels Tabletteneinnahme selbst zu justieren. Missachte ich die Zeichen, dann kann unter Umständen mein Stoffwechsel außer Kontrolle geraten und ich schlimmstenfalls ins Koma fallen. Das wollen wir doch nicht, oder? Außerdem ist es unnötig, die Umwelt so zu erschrecken. Dabei habe ich in Gesprächen mit Leidensgefährten festgestellt, dass die Erschöpfungszustände sehr unterschiedlich ausgeprägt sein können. Einige berichten, dass sie morgens schwer in Gang kommen und insgesamt nur noch eine geringe Leistungsfähigkeit haben. Typische Merkmale sind auch Antriebslosigkeit, das Gefühl der Abgeschlagenheit bis hin zu depressiven Verstimmungen. All diese Symptome kenne ich noch aus meiner Anfangszeit. Ich hatte immer das Gefühl, mit angezogener Handbremse zu laufen. Die 110 Stufen zu unserer Wohnung erschienen mir manchmal unüberwindlich. Das änderte sich schlagartig, als ich das Wachstumshormon verschrieben bekam.

Mittlerweile bin ich ganz gut medikamentös eingestellt und führe einen ziemlich normalen Alltag. Allerdings gebe ich zu, dass mich darum auftretende Kopfschmerzen umso mehr erschrecken und ich sehr schnell zu meinem Hydrocortison-Blister greife, um ein halbes oder ganzes Tablettchen einzuwerfen. Das Gespenst der Addison-Krise ist dann sofort in meinem Kopf. Sehr deutlich habe ich das auch in den beiden Hitzesommern 2018 und 2019 gespürt, wo ich bei den hohen Tagestemperaturen täglich meine Dosis erhöhen musste, um fit zu sein. Eine Dosisanpassung in Stresssituationen ist deshalb unbedingt erforderlich, wobei die Dosis individuell nach Schwere angepasst werden muss. Im „Therapieleitfaden für Hypophysenerkrankungen“ von Stalla (2004) heißt es dazu: *So sollten z. B. vor einer längerdauernden körperlichen Belastung (z. B. mehrere Stunden Sport) oder psychischen Stresssituationen (z. B. Prüfungssituation) 5–10 mg Hydrokortison zusätzlich eingenommen werden. Bei fieberhaften Erkrankungen muss die Tagesdosis je nach Schwere der Erkrankung verdoppelt bis verdreifacht werden.* (Stalla et al. 2004: 127)

Andere Erscheinungen, die mir auch von anderen bestätigt wurden, sind Hitzeattacken – auch bei Männern –, Schlafstörungen und Heißhungerattacken.

7 Wo ist die nächste Toilette? – Diabetes insipidus oder Konfirmandenblase

> Man muss durch schlechte Erfahrungen hindurchgehen und nicht drumherum
>
> *(Liza Minelli)*

Einer der wirklich unangenehmen Nebeneffekte der Erkrankung war der sehr viel häufigere Gang zur Toilette. Mir sagte ein Urologe, dass ein Toilettengang vier- bis sechsmal am Tag normal sei. Bei mir war es bis zu 20-Mal. Darüber redet man ja nicht gern. Aber auch das ist ein Zeichen für den gestörten feinstofflichen Haushalt in meinem Körper. Konkret bedeutet das, ich muss praktisch jede Stunde auf die Toilette, weil die Blase drückt. So was heißt im lockeren Sprachgebrauch „Konfirmandenblase" und wird mit mangelnder Körperdisziplin begründet. Das hat mir ein Urologe so in etwa gesagt und mir empfohlen: „Machen Sie Beckenbodengymnastik!" Nicht mal nachts gibt es Ruhe. Vier- bis fünfmal musste ich aus dem Bett und Wasser lassen. Erholsamer Schlaf sieht anders aus! Ich habe insbesondere die Situation im polnischen Krankenhaus nach meinem Fahrradunfall in Erinnerung, wo ich auf die Hilfe der Schwestern angewiesen war, die mir alle naselang eine Bettpfanne bringen mussten. Natürlich gibt es auch dafür einen medizinischen Fachbegriff. Der lautet Diabetes insipidus und ... *ist eine angeborene oder erworbene Krankheit, die durch eine vermehrte Urinausscheidung ... und ein gesteigertes Durstgefühl ... mit vermehrtem Trinken charakterisiert ist.*[1]

In meinem Fall kann die Ursache die Beeinträchtigung des Hypophysenhinterlappens durch die Blutung oder durch die Operation gewesen sein.

Typische Merkmale des Diabetes insipidus sind, dass mehr als 2,5 l Urin im Verlaufe von 24 Stunden (eines Tages und der Nacht) abgegeben werden, begleitet von einem extremen Durstgefühl. Bei manchen Patienten sind das bis zu 20 Liter Urin! Besonders durch die unterbrochenen Nächte fühlt man sich morgens oft regelrecht zerschlagen. Eine Ursache für diese unangenehme Situation ist das Fehlen von ADH (Antidiuretisches Hormon). Dieses Hormon wird im Hypothalamus, also im Gehirn, gebildet und vom Hypophysenhinterlappen freigesetzt. Es dient der Steuerung des Wasserhaushaltes im Organismus. Verkürzt gesagt heißt das, ADH sorgt dafür, dass der Urin in den Nieren konzentrierter wird und die Blase eben nicht so schnell gefüllt ist. Ohne ADH wird nur ein sehr verdünnter Urin in großen Mengen ausgeschieden. Dadurch besteht die Gefahr der Austrocknung des Körpers. Es wird vor allem nachts ausgeschieden und ermöglicht so das Durchschlafen. So ist der Normalfall.

Aber auch hier gibt es Hilfe! Reguliert werden kann der Harndrang nämlich mit dem Medikament Minirin, einem Nasenspray, dass man vorsichtig anwenden soll, weil es sehr schnell wirkt und der Urin dann wieder überkonzentriert sein kann und die Nierchen schädigt. Ich führte also künftig immer mein Minirinfläschchen mit mir und konnte so unbesorgt wieder die gelegentlich unpünktlichen Berliner öffentlichen Nahverkehrsmittel benutzen und vor allem meine geliebten klassischen Konzerte in Konzerthaus und Philharmonie ungestört verfolgen. Allerdings waren bei mir die Symptome für einen Diabetes insipidus nicht ganz eindeutig, deshalb war ich dreimal im Krankenhaus zur stationären Beobachtung, um jedes Mal einen sogenannten Durstversuch zur Abklärung durchzuführen. Der Test heißt nicht nur Durstversuch, er ist wirklich einer! Man darf 12 Stunden lang keinerlei Flüssigkeit zu sich nehmen. Dazu wird in regelmäßigem Abstand – meist sind das zwei Stunden – Blut abgenommen und untersucht.

[1] `https://de.wikipedia.org/wiki/Diabetes_insipidus`, Zugriff am 12.7.2019

Außerdem wird die Urinmenge in dieser Zeit erfasst und protokolliert. Labordiagnostisch wird im Blut die ADH-Konzentration und die Plasmaosmolalität gemessen. Die Plasmaosmolalität ist die Konzentration der osmotisch aktiven Teilchen im Plasma und gilt damit als die wichtigste Messgröße zur Beurteilung der Flüssigkeitsbilanz des Körpers. Das ist das Verhältnis zwischen aufgenommener und abgegebener Flüssigkeit. Vom gesammelten Urin wird nicht nur die Menge, sondern ebenfalls die Menge der darin gelösten Teilchen erfasst.

Normalerweise steigt bei Flüssigkeitsmangel – wenn man zu wenig trinkt, oder wie beim Durstversuch künstlich erzeugt – die ADH-Konzentration an. Dadurch wird die Körperflüssigkeit zurückgehalten und gleichzeitig die Anzahl der gelösten Teilchen im Blut, also die Plasmaosmolalität, konstant gehalten. Das Blut wird nicht „dick“. Entsprechend steigt die Konzentration der gelösten Teilchen im Urin an, was sich auch an der dunkleren Färbung zeigt. Die ADH-Ausschüttung wird bei einem Defekt des Hypophysenhinterlappens gestört oder unterbleibt dann sogar. Liegt nun ein Diabetes insipidus vor, kann beim Durstversuch logischerweise trotz fehlender Zufuhr von Flüssigkeit (nichts trinken!), die Anzahl der Teilchen im Blut nicht gleich gehalten werden, sondern steigt allmählich an. Gleichzeitig bleibt die Anzahl der gelösten Teilchen im Urin konstant niedrig, der Urin sieht immer noch hell aus und es wird im Verhältnis zur fehlenden Flüssigkeitszufuhr zu viel abgegeben. Damit weiß der Arzt, aha, die Patientin hat Diabetes insipidus und muss ihren Flüssigkeitshaushalt selbstständig regeln.

Die ersten beiden Untersuchungen fanden 2017, ein Jahr nach meiner Erkrankung in der Charité statt. Dazu wurde ich für drei Tage stationär aufgenommen. Ich bekam einen Termin in der Endokrinologie-Station der Charité und bezog am Abend zuvor mein Bett in einem Dreibettzimmer. Ab Mitternacht durfte ich nichts mehr trinken, Zähneputzen am Morgen fiel auch weg und dann wurde ab morgens um 6:00 Uhr alle zwei Stunden Blut abgenommen, Körpergewicht und Puls gemessen und ich musste die jeweilige Urinmenge innerhalb der zwei Stunden protokollieren. Frühstück und Mittagessen bestanden aus Knäckebrot und Zwieback, aber natürlich keinem Kaffee oder Tee. Es gab sozusagen nicht mal Wasser, sondern nur Brot. Und selbst das war eher symbolisch zu sehen. Versuchen Sie mal Knäckebrot ohne Flüssigkeit zu kauen...

Glücklicherweise waren die Tests jeweils gegen 18:00 Uhr beendet, so dass ich zum Abendessen endlich wieder trinken konnte. Man kann diesen Test einigermaßen gut überstehen, weil man im Krankenhaus ja immer unter Beobachtung ist, das schafft wirklich Vertrauen. Aber es ist in der Tat eine ernste Sache! So wird der Test abgebrochen, wenn die Patienten mehr als 3–4 % des Körpergewichtes verlieren oder wenn der Durst unerträglich wird. (Jockenhövel & Petersenn 2011: 54) Leider lief bei mir nicht alles so harmonisch ab, wie im Lehrbuch beschrieben. Oder eigentlich schon, nur waren beim ersten Mal, das war im kühlen März 2017, die Blutproben auf dem Weg vom 18. Stock des Bettenhochhauses der Charité zum Labor verlorengegangen. Der Versuch war damit unbrauchbar.

Bei der Gelegenheit wurde gleich ein Hypophysenvorderlappenstimulationstest durchgeführt, der eine insuffiziente Stimulation der gonadotropen, thyreotropen und corticotropen Hormonachsen ergab. Also tatsächlich Ausfall aller Achsen! Danke, gutartiger Tumor!

Aber bezüglich des Diabetes insipidus bestanden noch Unklarheiten. Auf den Rat des Endokrinologen hin entschloss ich mich deshalb, einen zweiten Test zu machen. Leider Gottes war dieser Versuchstag im Juni der wärmste Tag des Jahres. Es war glühend heiß draußen und auch drinnen. Da glich der Durstversuch schon eher einer Folter als einem endokrinologischen Funktionstest. Zusätzlich fiel mir gerade im Sommer auf, dass die Haut besonders an meinen Armen im Laufe des Dursttages durch den Flüssigkeitsverlust immer trockener und faltiger wurde. Mit einer Mischung aus Entsetzen und Faszination betrachtete ich die Verwandlung meines Äußeren und dachte bei mir, dass das eine fabelhaft effiziente Methode wäre, um die Maske in Horrorfilmen einzusparen. Ich habe dann den Ärzten gesagt, dass ich das nicht noch mal mitmachen würde, egal, ob jetzt wieder die Proben auf dem Weg vom 18. Stock des Bettenhauses ins Labor verlorengingen.

Spannend war zu erleben, wie ich durch einen körperlich so anstrengenden Versuch auch psychisch empfindlich wurde. Damit meine ich, die Anwesenheit der Mitpatientinnen im Zimmer bedeutete für mich eine zusätzliche Anstrengung. So war ich beim ersten Mal im März in einem Dreibettzimmer untergebracht. Neben einer älteren Dame belegte eine Jugendliche ein weiteres Bett – im wahrsten Sinne des Wortes „belegte“. Schon kurz nach ihrem Einzug empfing sie ihre gleichaltrige Freundin, die den Laptop und Tupperdosen mit Naschwerk mitbrachte und dann lagerten beide einträchtig auf dem Bett, erzählten und kicherten lauthals, während wir anderen als Mitpatientinnen gar nicht existierten. Später kam noch der Freund dazu und jetzt hätte die Party losgehen können, wenn nicht Schwester Gerlinde Spielverderberin gewesen wäre und abends mit ihrer Thrombosespritze wieder an den Krankenhausalltag erinnerte und den Besuch „verjagte“.

Als der zweite Termin im Juni nahte, bat ich deshalb schon vorher um ein Einzelzimmer. Da die Station aber sehr klein ist, sind die beiden Einzelzimmer wirklich schweren Fällen vorbehalten. Aber wenigstens ein Zweibett-Zimmer! Juhu! Von wegen: im Bett am Fenster wartete schon eine Wasserfall-Frau auf mich, wie ich sie nach den ersten zehn Minuten insgeheim nannte. Eine kleine ältere Person, die wegen ihres Diabetes hier lag und ununterbrochen redete. Wenn nicht mit mir, dann mit der Krankenschwester oder mit dem Medizinstudenten, der mir alle zwei Stunden das Blut abzapfte. Wirklich ununterbrochen! Und dabei kam sie aus der Uckermark, also schon fast Norddeutschland, wo die Menschen doch angeblich schweigsam sind. Ich hatte mir meinen Laptop mitgenommen, um die Zeit im Krankenhaus sinnvoll für dienstliche Dinge zu nutzen und saß damit am Tischchen, ihr den Rücken zugewandt. Auch das half nichts, die Fragen und Erzählungen strömten nur so aus ihr heraus. Ein ununterbrochener Strom, wo die Nachtruhe nicht mal wirklich als Pause erschien. Der Stationsarzt machte sich allerdings dieses Mitteilungsbedürfnis zunutze und examinierte die jungen Assistenzärzte, die bei der Visite dabei waren im Hinblick auf ihre Zuckerkrankheit.

Jedenfalls war ich heilfroh, dass am Ende des Tages die Diagnose „Grenzfall Diabetes insipidus“ stand und ich am Samstagmorgen Krankenhaus und Schnatterente verlassen konnte. Meine Haut brauchte allerdings mindestens drei Tage, um wieder glatt und faltenfrei zu werden. Also Frauen und Männer – immer viel Wasser trinken! Das ist tatsächlich ein Schönheitsmittel! Die Minirinflasche fand von nun an nur noch gelegentlich ihren Einsatz und ich trainierte meine Blase in Richtung der 5 täglichen Toilettengänge zu kommen und nicht mehr 20. Manchmal gelingt es, manchmal auch nicht. Jedenfalls bin ich sehr geübt darin, in einer fremden Umgebung sofort und als erstes die möglichen Toiletten ausfindig zu machen und an „schlechten" Tagen meine Wege so zu planen, dass ich notfalls auch sofort eine Toilette vorfinde. Heute sehe ich die Ursache tatsächlich in einer postoperativen Störung. Scheinbar ist mein Hypophysenhinterlappen noch intakt.

Übrigens habe ich auch angenehme Erfahrungen mit Mitpatientinnen gemacht! Seltsamerweise wieder im St. Hedwig-Krankenhaus. Es waren jedes Mal Diabetes-Patientinnen. Beim ersten Mal war meine Bettnachbarin eine kleine ältere etwas verhuscht wirkende Frau, die morgens und abends mit ihrem „Engelchen" zärtlich telefonierte und ihm ganz genau erzählte, was in den vergangenen drei Stunden passiert ist. „Engelchen" kam denn auch jeden Tag mit einer Plastiktüte und brachte ihr giftgrünen Wackelpudding mit. Ich weiß zwar nicht, ob das die richtigen Mitbringsel für eine Diabetes-Patientin sind, weil sie den Pudding immer heimlich verspeiste, aber auf jeden Fall hielt sie sich an das Rauchverbot und übte Zigarettenabstinenz. Das war übrigens auch ein positiver Effekt meiner Erkrankung. Vorher habe ich gelegentlich geraucht, zwar nur als Social-Smoker, also Gesellschaftsraucherin, weil ich es schick fand. Seitdem habe ich keine einzige Zigarette mehr geraucht und hatte auch nicht das Bedürfnis danach.

Beim nächsten Mal war meine Bettnachbarin eine große kräftige ältere Frau, eine richtige „Kümmerin", und ich konnte mir sehr gut vorstellen, dass sie trotz ihres schweren Diabetes der unangefochtene Mittelpunkt der Familie und auch auf ihrer Arbeitsstelle war. Ein Fels in der Brandung des Lebens. Sie telefonierte fast ununterbrochen, aber in dem Fall amüsierte und beeindruckte es mich eher, weil sie wirklich sehr krank war und auch den Schwerbehindertenstatus mit 70 % hatte. Dennoch gab sie ihren Kindern, Enkeln und Arbeitskolleginnen, die pausenlos anriefen, praktische Ratschläge, wie dieses und jenes Problem zu sehen und vor allem zu lösen sei. Eine Frau mit einem großen Herzen! Natürlich wurde ich ebenfalls in ihre Fürsorge einbezogen. Als ich bei der nächtlichen Kontrolle des Blutzuckers dramatische Werte hatte und von der Nachtschwester ein Glas mit Apfelsaft verabreicht bekam, belehrte sie mich sofort, dass ich künftig immer ein Trinkpäckchen mit Apfelsaft bei mir führen sollte, um der Gefahr einer drohenden Unterzuckerung zu entgehen. Außerdem gab sie mir wertvolle Tipps im Hinblick auf den Antrag auf Schwerbehinderung und dem Betrieblichen Eingliederungsmanagement aus ihrer Erfahrung als Betriebsrätin.

8 Ich bin kein Junkie und spritze trotzdem – Warum die tägliche Spritze lebensnotwendig sein kann

„Leben allein genügt nicht", sagte der Schmetterling. „Sonnenschein, Freiheit und eine kleine Blume muss man auch haben!"

(Hans Christian Andersen)

Zu meinem „Hormoncocktail" gehört auch das schon erwähnte Wachstumshormon. Das Wachstumshormon (Growth Hormone = GH, oder Somatotropes Hormon = STH, in seiner künstlich hergestellten Form auch nur Somatropin genannt) wird direkt in der Hypophyse gebildet. Tja, und wenn diese nicht arbeitet, dann bleibt die Produktion aus, und die sogenannte somatotrope Achse ist ausgefallen. Das Hormon hat nicht nur die Aufgabe, Kinder zum Wachsen zu bringen, sondern ... *steigert ... die Produktion von Eiweiß (Proteinbiosynthese), erhöht den Fettumsatz und unterstützt die Mineralisation der Knochen. ... Ein zu niedriger GH-Wert findet sich bei einer Funktionsstörung jener Region der Hirnanhangsdrüse, wo das Wachstumshormon produziert wird (Hypophysenvorderlappen-Insuffizienz)* – also wie in meinem Fall.[1]

[1] https://www.netdoktor.de/Diagnostik+Behandlungen/Laborwerte/Wachstumshormon-Growth-hormone-2156.html, Zugriff am 5.7.2019

Es gibt auch den Fall eines erhöhten Wachstumshormon-Spiegels bei Erkrankungen der Hirnanhangdrüse. Ursache für die verstärkte Produktion von Wachstumshormon kann ein hormonaktiver Tumor sein. In der Folge kann es bei Kindern zu Hochwuchs und bei Erwachsenen zu einer Vergrößerung von Händen, Füßen, Unterkiefer, Kinn und Nase, aber auch der inneren Organe, kommen. Diese Erkrankung heißt Akromegalie. Die Betroffenen merken es vor allem daran, dass Ringe oder Schuhe zu klein werden. Bei mir ging es aber um ein Zuwenig an Wachstumshormon.

Meine Ärzte waren zunächst auch nicht gleich bereit, Wachstumshormon zu verschreiben. Zu groß war die Sorge, dass der Tumor dadurch wieder wachsen könnte. Immerhin konnte er ja auch bei mir nicht vollständig entfernt werden. Das ist bei vielen Patienten so. Das Operationsgebiet im Kopf ist sehr speziell. Da ist vorsichtiges Herangehen durch den Operateur besser als ein zu forsches Herausschneiden. Diese Überlegungen spielten auch eine Rolle, als ich im Herbst 2016 noch einmal für drei Tage Gast im St. Hedwig-Krankenhaus war. Der stationäre Aufenthalt erfolgte aufgrund körperlicher Abgeschlagenheit, Haarausfall, Frieren, Konzentrations- sowie Wortfindungsstörungen und einer deutlich erhöhten Trinkmenge und sehr häufiger Toilettengänge. Damals stand schon einmal die mögliche Diagnose Diabetes insipidus im Raum und es gab einen entsprechenden Therapieversuch zur Nacht. Wichtig war jedoch, dass im Abschlussbericht folgender letzter Satz stand: *Ambulant war bei Verdacht auf somatotrope Störung ebenfalls ein Growth-Hormon-Releasing-Test angedacht worden, jedoch bei bestehendem Restbefund postoperativ und aufgrund eines Lebensalters über 60 Jahren, halten wir dies nicht für indiziert und würden auch von einer Substitution mit Wachstumshormonen abraten.*

Und dabei war es der Mangel an Wachstumshormon, der meine Abgeschlagenheit und körperliche Schwäche zu verantworten hatte. Das merkte ich später sehr deutlich, als es mir dann doch verschrieben wurde. Ich respektiere aber die Vorsicht der Ärzte, ein etwaiges Wachstum des Restadenoms zu provozieren. Umso glücklicher war ich, als ein Jahr nach der Operation im MRT-Befund stand: *Beurteilung: Kein Anhalt für ein Rezidiv oder residuelles Tumorgewebe.*

Der Mangel an Wachstumshormon führt meist erst schleichend zu Beschwerden. Im erwähnten Film „Eine unerhörte Frau" fällt der

Mutter das zurückbleibende Wachstum der kleinen Magdalena auf. Aber auch bei Erwachsenen gibt es Mangelerscheinungen. Die wachsen zwar nicht mehr, das Hormon beeinflusst jedoch verschiedene weitere Stoffwechselvorgänge im Körper. So erzählte eine meiner Leidensgefährtinnen, sie habe die Erkrankung daran gemerkt, dass sie als ehemalige Leistungssportlerin jetzt deutlich Übergewicht bekam, trotz bewusster Ernährung. Es ist der Mangel an Wachstumshormon, der den Fettstoffwechsel und den Eiweißstoffwechsel stört, so dass vermehrt Fett vor allem in der Bauchregion gebildet wird und gleichzeitig die Muskelmasse abnehmen kann. Zugleich kann eine trockene und schuppige Haut ebenfalls ein Merkmal für Wachstumshormonmangel sein, weil auch der Wasserhaushalt des Körpers gestört wird. Eine ebenfalls schleichende Gefahr ist, dass sogar der Knochenstoffwechsel betroffen ist, so dass die Gefahr einer Osteoporose droht. (s. a. Broschüre Wachstumshormonmangel bei Erwachsenen, Fa. Lilly Deutschland) Osteoporose heißt Knochenbrüchigkeit und das wollen wir doch nicht. Das heißt aber auch, das man wohl oder übel ein Leben lang spritzen muss, da das Hormon ein Eiweiß ist. Es kann nicht als Tablette eingenommen werden, weil die Magensäure das Medikament mit dem Wachstumshormon wie ein Schnitzel sofort zerstören würde. Das Medikament ist biotechnologischen Ursprungs, fällt also in den Bereich der Roten Gentechnik. Gentechnik ist ja immer noch heiß diskutiert. Das betrifft aber eher die Grüne Gentechnik, also Veränderungen bei lebenden Organismen über die Artgrenze hinaus. Als Dozentin für Ökologischen Landbau lehne ich die Grüne Gentechnik aus Risikogründen für die Umwelt ab. Ein Produkt der Roten Gentechnik erhöht nun meine Lebensqualität.

Gespritzt werden muss abends, weil dieses Hormon auch einen Tagesverlauf hat. Es wird in sogenannten Pulsen ausgeschüttet, wobei die größte Menge nachts während des Schlafs ausgeschüttet wird. Dabei kann man auch einmal aussetzen, wie ich im unfreiwilligen Selbstversuch festgestellt habe. So war ich im September 2018 zu einer Tagung nach Chania auf Kreta eingeladen. Vor meiner Erkrankung war ich mehrmals im Jahr dienstlich im Ausland. Jetzt wollte ich mich langsam wieder an mein gewohntes früheres Leben herantasten. Der Flug von Berlin nach Heraklion und die Übernahme des Mietwagens funktionierten reibungslos. Das Wetter war traumhaft: Blauer Himmel und Sonnenschein, dazu die entspannte Lebensart der Menschen, die heiße Sommer gewöhnt sind. Das machte sich übrigens auch bei der Tagungsorganisation bemerkbar. Eigentlich hatte man den Termin Ende September gewählt, damit es nicht mehr ganz so heiß wäre. Aber auch hier war es im Jahr 2018 ungewöhnlich warm, so wie in Deutschland! Also hatten sich die Kollegen etwas besonders Hübsches für die Kongresspausen einfallen lassen. Es gab nicht nur Kaffee und Schnittchen zur Stärkung, sondern Eis am Stiel zur inneren Abkühlung. Es war ein zauberhafter Anblick, all die ernsthaften Wissenschaftler im blauen Tuch aber eislutschend herumgehen und diskutieren zu sehen. Unser Hotel für die Kongresswoche war wunderbar in der Altstadt von Chania gelegen, sehr modern im skandinavischen Design puristisch gestaltet und glücklicherweise mit Aircondition versehen. Der Service war unaufdringlich freundlich und sollte sich noch als perfekt herausstellen. Nach der Ankunft im Hotel freute ich mich, dass ein Kühlschrank im Zimmer war und packte meine Transportbox mit dem Pen – so heißt das kugelschreiberähnliche Gerät, mit dem das Hormon durch feine Nadeln in den Bauch oder die Oberschenkel injiziert wird – aus und legte ihn in den Kühlschrank, wie zu Hause. Zur Erklärung: da das Hormon ein Eiweiß ist, das sich bei höheren Temperaturen schnell zersetzt und dann unwirksam wird, muss unbedingt die Kühlkette eingehalten werden. Einfach so rumliegen lassen geht gar nicht. Deshalb gibt es für längere Reisen spezielle Transportboxen, die durch Kühl-Akkus gekühlt werden. Wie das Prinzip der Kühltasche fürs sommerliche Picknick.

Außerdem kann man sich für Auslandsreisen eine vorgefertigte Bescheinigung über die Notwendigkeit der Mitnahme aller Medikamente vom behandelnden Arzt unterschreiben lassen, die beim Grenzübertritt dem Zoll vorzulegen ist. Als ich nun abends die Box öffnete, stellte ich zu meinem Entsetzen fest, dass ich am Abend vor der Abreise offensichtlich vergessen hatte, meinen Pen in die Transportbox zu legen. Wir kamen nämlich erst sehr spät von der Hochzeit unserer Freunde und mussten am nächsten Morgen bereits um 4:00 Uhr am Flughafen Tegel sein. Da hatte ich mir meine abendliche Spritze nachts gegeben und den Pen gedankenlos wieder in seine übliche Box im Kühlschrank zurückgelegt und nicht in die Transportbox, die zwar ebenfalls schon im Kühlschrank stand, aber die ich nicht beachtet hatte. Jetzt hatte ich zwar eine Ampulle und Injektionsnadeln mit, aber keinen Pen. Was tun? Erst mal überschlafen! Einmal Aussetzen ist nicht gefährlich und nicht so problematisch wie eine vergessene Hydrocortisoneinnahme.

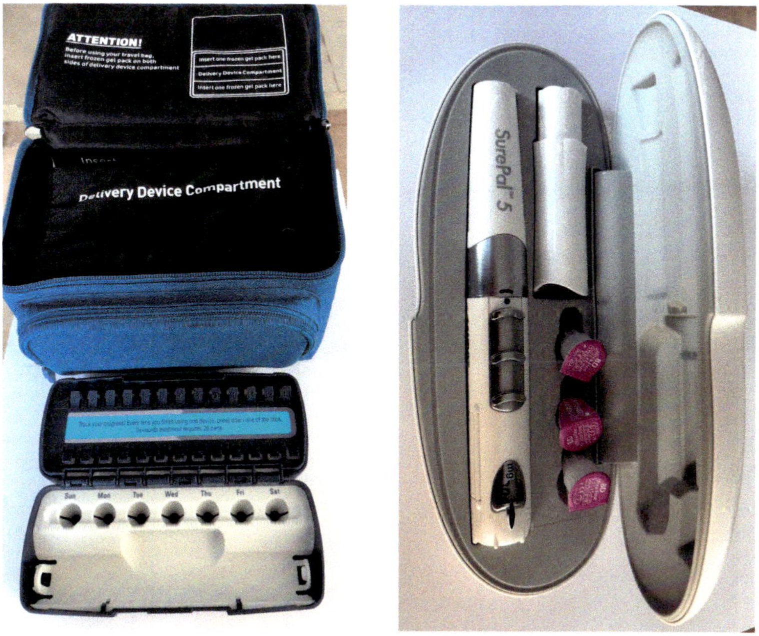

(a) (b)

Abbildung 8.1: Transporttasche (a) und Set mit Wachstumhormon (b)

Am nächsten Morgen ging ich als erstes zur Rezeption und fragte nach einer Klinik mit Endokrinologie-Abteilung in Chania. Die Damen an der Rezeption waren sofort hilfsbereit und meinten, ich könnte vielleicht erst einmal in der Apotheke, die gleich neben unserem Hotel lag, nachfragen. Das machte ich natürlich. Leider konnte man mir nicht helfen. Also wieder eine E-Mail an meinen Endokrinologen in Berlin: „Was ist zu tun?“, worauf auch prompt zurückkam: „Machen Sie sich keine Sorgen!“ Die Damen an der Rezeption hatten inzwischen einen griechischen Endokrinologen ausfindig gemacht und verbanden mich telefonisch mit ihm. Und das war wirklich ein sehr beruhigendes Gespräch. Schon die sonore ruhige Stimme, die mir in perfektem Englisch erklärte, dass man leider in Griechenland ein anderes Pen-System hätte, mit dem meine Ampulle und meine Injektionsnadel nicht kompatibel wären und ich mich voll auf den Rat meines Endokrinologen verlassen sollte. Vorsichtshalber rief ich noch einmal in der Berliner endokrinologischen Praxis an, wo mich die supernette medizinische Assistentin beruhigte: ein zehntägiges Aussetzen wäre nicht wirklich problematisch.

Das beruhigte mich sehr. Tatsächlich merkte ich zunächst auch nichts, aber nach einer Woche stellte sich das Gefühl ein, das ich wieder erkannte, als die Ärzte noch meinten, das ich dieses Hormon nicht unbedingt benötigen würde, da ich ja erwachsen sei. Damals, wie jetzt auf Kreta, hatte ich das Gefühl, mich mit angezogener Handbremse zu bewegen. Ich schlich also eher meinem Mann hinterher, der sich wegen der Hitze auch nur moderat bewegte und nicht eilte. Fazit: Man kann das Wachstumshormon auch mal auslassen, der Körper reagiert aber sehr wohl darauf und deshalb sollte man sich jeden Abend seinen Schuss setzen, auch wenn es schwerfällt.

Ich habe nämlich immer noch eine Hemmung zu überwinden, wenn ich mich selbst spritze. Und ich weiß, dass es anderen ebenso geht. Meine Ärztin erklärte mir dieses Gefühl damit, dass der Körper sich normalerweise einer Selbstverletzung widersetzt, was so eine Spritze ja im Prinzip ist. Bei Drogen ein segensreicher Mechanismus (der, wie wir wissen, leider nicht immer hilft), bei Medikamenten, wie man das ja auch von der Insulinspritze kennt, eher kontraproduktiv. Und deshalb muss man da durch. Immerhin kann man ja auch wählen, ob man heute den rechten oder lieber den linken Oberschenkel nimmt, oder mal die Gegend um den Bauchnabel herum. Die Nadeln sind übrigens so fein, dass der Schmerz erträglich bleibt und sich keine Narben bilden. Trotzdem soll man nicht immer in die gleiche Stelle spritzen, sondern wechseln. Ich gebe zu, dass ich lange Angst hatte, durch die tägliche Dosis Omnitrope, so heißt mein Medikament mit dem Wachstumshormon, Akromegalie zu initiieren. Sie erinnern sich: zu viel Wachstumshormon lässt u. a. Füße und Hände wachsen. Deswegen ist es für mich unglaublich, dass sich Leistungssportler mit Wachstumshormon dopen. Mein Endokrinologe muss mich bei jeder Konsultation beruhigen, dass es bei mir nur um eine Erhaltungsdosis geht, die maßgeblich meine körperliche Leistungsfähigkeit beeinflusst. „Deshalb ermitteln wir ja regelmäßig Ihren Wert – und der liegt an der unteren Grenze!"

Normalerweise zeigen sich die positiven Effekte einer Wachstumsbehandlung nach 3–6 Monaten. Es kann aber auch 1–2 Jahre dauern, bis sich der volle Nutzen dieser Substitutionstherapie zeigt.

9 „...und du bist tot!“ – Das Gespenst der Addison-Krise

Was Butter und Whiskey nicht heilen, dafür gibt es keine Heilung

(Irisches Sprichwort)

So einfach ist es leider bei unsereins nicht mit der Medikation. Erkrankte mit einer Hypophyseninsuffizienz wissen, dass es vor allem das Hydrocortison ist, von dem nicht nur ihr Wohlbefinden, sondern auch ihr Leben abhängen kann. Für die Mediziner ist es ebenfalls immer ein kleines Wunder, wenn ein Patient mit akutem Cortisolmangel in die Notaufnahme eingeliefert wird und sie selbst keinen Heller (oder sagt man besser Euro?) für das Leben desjenigen geben. Kaum an den Infusionstropf gehängt, ist der abends noch Todgeweihte am Morgen quicklebendig und bereit, das Leben sofort wieder anzunehmen. Das haben mir mehrere Ärzte berichtet. Für mich ist das zugleich eine Mahnung, nicht mit der Hydrocortisondosis zu spielen. Es gilt der Grundsatz „So wenig wie möglich, so viel wie nötig“, aber nicht weniger.

Leider gibt es keinen Laborwert, der Auskunft gibt, ob ein Patient zu viel oder zu wenig Cortison einnimmt. Standardempfehlungen sind 20–25 mg Hydrocortison. Die individuelle Empfindlichkeit kann stark unterschiedlich sein. Studien zeigen jedoch, dass Cortison-Mengen über 30 mg das Risiko der Osteoporose erhöhen können. Das Risiko sinkt bei niedriger Dosis. (Quinkler et al. 2013: 5) Deshalb wird eine Messung der Knochendichte zur Diagnostik von Osteoporose im Abstand von zwei Jahren empfohlen. Aber der Körper

BRAUCHT seine notwendige Dosis, sonst können bestimmte Abläufe nicht richtig funktionieren. Das zu verstehen habe ich eine Weile gebraucht. Es geht bei mir nicht um die Behandlung eines Schnupfens oder von Halsschmerzen, sondern um den Ersatz eines für meinen Körper lebenswichtigen Stoffes, den er selbst nicht mehr produzieren kann und ohne den mein Leben zu Ende wäre. Experimente mit der Hydrocortisondosis können lebensgefährlich sein. Als Synonym steht dafür die Addison-Krise, auch Nebennierenkrise oder akuter Cortisolmangel genannt. In Stresssituationen oder nach schwerer körperlicher Belastung kann es dazu kommen, dass der aktuelle Cortisol-Bedarf im Körper höher ist, als er durch die Ersatztherapie abgedeckt ist.

Wir erinnern uns: Hormone sind Botenstoffe. Werden sie nicht ausgeschüttet, bzw. sind sie nur unzureichend vorhanden, treten schwere Kreislaufstörungen auf, die sich in Erbrechen oder Durchfall äußern und bis zum Koma führen können. Diese lebensbedrohliche Situation erleidet etwa jeder 13. Patient im Jahresverlauf. (Quinkler et al. 2013: 5) Christina Spinnler schreibt in ihrer Dissertation dazu, dass bereits bei der Ersterhebung zu ihrer Studie 37 % ihrer Studienteilnehmer (von insgesamt 423 Teilnehmern) eine Verschlechterung des Allgemeinzustandes mit den Symptomen einer Nebennierenkrise beschrieben, ... *die zu einer stationären Behandlung führte, noch bevor die Diagnose der Nebennierenrindeninsuffizienz gestellt werden konnte. 44 % der Patienten ... benötigten nach der Diagnosestellung notfallmäßig eine intravenöse Glukokortikoidgabe und eine stationäre Aufnahme. Dabei berichteten 8 % der Patienten von zwei dieser Episoden, 5,6 % berichteten von drei Episoden, 5 % von vier und 11 % beschrieben mehr als vier Episoden. ... Auslösende Faktoren waren Gastroenteritiden 23 %, Fieber 22 %, emotionale Belastungen 16 %, chirurgische Interventionen 16 %, anstrengende körperliche Aktivität 9 %, Vergessen der Cortisoneinnahme 4,3 %, Unfälle 3,1 %, Absetzen der Glukokortikoidtherapie durch den Arzt 1,7 %, Absetzen der Glukokortikoidtherapie durch den Patienten 1,9 %, unbekannter Auslöser 9,9 %, Infektionen des Urogenitaltrakts 3 % und andere Ursachen in 8,7 % der Fälle. (Mehrfachantworten waren möglich).* (Spinnler 2016: 58f)

Es gibt sogar eine eigene Krankheit, die Morbus Addison heißt. „Morbus" bedeutet auf Deutsch „Krankheit" – und das, obwohl manche

Patienten aufgrund der für diese Krankheit typischen Braunfärbung der Haut immer so gebräunt aussehen, als ob sie gerade aus dem Urlaub von den Malediven kommen. Der Morbus Addison wird deshalb auch als „Bronzehaut-Krankheit" bezeichnet. Ich weiß von einer Bekannten, dass es ihre „gesunde" Bräune im Berliner Winter war, die interessanterweise ihre Frauenärztin aufmerksam machte. Vorher war sie wegen ihrer körperlichen Schwäche von Arzt zu Arzt gewandert. Niemand konnte eine Krankheitsursache benennen und damit auch keine Medikation vornehmen. Da sie vorher an Krebs erkrankt war, vermuteten die Ärzte Nebenwirkungen der Chemotherapie als Ursache. Erst besagte Frauenärztin wunderte sich zunächst über die gesunde Gesichtsfarbe, forschte in der Literatur nach und fand die Ursache. Denn die Betroffenen sind mitnichten gesund, sondern schwerkrank, weil ihre Nebennieren nicht arbeiten. Diese Drüsen bilden in dem Fall kein Cortisol, kein Aldesteron (das ist das Hormon, das in der Niere für die Regulierung des Kalium- und Natriumhaushaltes verantwortlich ist) und bestimmte Sexualhormone, obwohl bei ihnen die Hypophyse okay ist. Der Arzt nennt das eine primäre Nebenniereninsuffizienz.

In meinem Fall, wo die Hypophyse ausgefallen ist und keine Befehle mehr zur Produktion der Hormone in den Nebennieren geben kann, entwickelt sich schleichend eine sogenannte sekundäre Nebenniereninsuffizienz. Also – die Nebennieren könnten ja, aber ihnen fehlt das Signal zur Produktion und Ausschüttung. Wichtig ist, dass man als Erkrankte weiß, wie die Symptome sind, mit denen sich eine kritische Situation ankündigt, das heißt der Körper vor allem mehr Cortisol benötigt. Kaltschweißigkeit und Herzrasen sind solche Alarmzeichen. Bei mir sind auftretende Übelkeit und Kopfschmerzen die Signale. Dann nehme ich sofort eine halbe (5 mg) oder sogar eine ganze Tablette (10 mg) Hydrocortison ein, und in der Regel tritt nach gut einer halben Stunde auch eine Besserung ein. Außer es ist zu wenig. Dann lieber noch eine halbe Tablette mehr einnehmen. Man kann da nichts falsch machen, wenn man noch mehr nimmt. Aber grundsätzlich sollte man keine Experimente mit der Hydrocortisondosis machen, wie es ein Patient in der erwähnten Studie von Christina Spinnler tat. Einer ihrer Studienteilnehmer ... *wies bezüglich des Morbus Addison eine Krankheitsdauer von zwei Jahren auf, bevor er die Diagnose eines Diabetes mellitus Typ II erhielt. Seine Ehefrau berichtete, dass er die Medikation mit*

Hydrocortison einstellte, zum einen, da er glaubte, dass das Hydrocortison seine Blutzuckerwerte verschlechtern würde, zum anderen, da er die Gesamtzahl seiner Tabletten reduzieren wollte, als er orale Antidiabetika verschrieben bekam. Dieser Patient bekam eine Infektionserkrankung, in deren Rahmen sich der klinische Zustand rapide verschlechterte und er schließlich nur eine Stunde nach der Aufnahme in das Krankenhaus verstarb. (Spinnler 2016: 69) Ganz kritisch sind auch Magen-Darminfekte, wie sie der Noro-Virus auslösen kann. Da sollte man nicht allein zu Hause sein. Auch hier gab es schon tragische Todesfälle, weil Betroffene meinten, damit allein zurechtzukommen.

Klar ist man am Anfang noch unsicher: Ist das jetzt eine kritische Situation oder nicht, muss ich jetzt Hydrocortison zusätzlich einnehmen oder nicht? Bestimmt habe ich am Anfang nach Beginn meines neuen Lebens vorsichtshalber immer sehr schnell zum Tablettenstreifen gegriffen. Die Angst vor dem Unbekannten und vor allem vor der Addison-Krise ist doch sehr groß. Die Angst gibt es auch deshalb, weil die Symptome der Addison-Krise vielfältig sein können. Ursache ist immer eine unzureichende Produktion von Hormonen in der Nebenniere. Wenn zu wenig Hormone gebildet werden, können Schwäche, schnelles Ermüden, Appetitverlust, Gewichtsabnahme, Bauchschmerzen, Übelkeit sowie ein deutlich verminderter Blutdruck die Folge sein.

Jetzt, drei Jahre später, kann ich ganz gut damit umgehen und weiß die Symptome zu deuten. Ich muss mir nur immer bewusst machen, dass ich ein „selbstbestimmtes“ Leben führe. Da die unbewusste Selbstregulation in meinem Körper nicht mehr funktioniert, muss ich viele Vorgänge bewusst durch erhöhte Tabletteneinnahme regeln. Ständiges Erbrechen oder Durchfall sind noch mal erschwerende Situationen, in denen weder Tablette noch Zäpfchen vollständig ihre Wirkung entfalten können. Eine hilfreiche Not(!)maßnahme für uns Frauen ist es, das Zäpfchen mit dem lebenserhaltenden Cortison in die Vagina einzuführen, wie ein Tampon sozusagen. Das ist zwar nicht optimal, aber möglich. Das eigene Setzen der Notfallspritze ist im Extremfall gar nicht mehr möglich, weil Bewusstseinstrübungen eintreten. Dann muss von jemand anderem die Notfallspritze gesetzt werden und dann sofort ins Krankenhaus. Deshalb muss das Notfallset auch für Außenstehende schnell verfügbar sein.

Wenn es sehr kritisch ist und eine Krise nicht ausgeschlossen werden kann, dann bleibt nur der schnellste Weg ins Krankenhaus, um Hydrocortison intravenös zu verabreichen, also an den Tropf zu kommen. Christina Spinnler schreibt: *Dabei ist die Behandlung einer NNK*[1]*, wenn richtig erkannt, einfach und effektiv. Initial erfolgt eine Bolusgabe von 100 mg Hydrocortison intravenös, im Anschluss erfolgt die Gabe von weiteren 100–200 mg Hydrocortison intravenös über 24 Stunden. Desweiteren sollte 0,9 %ige NaCl-Lösung intravenös verabreicht werden. In der ersten Stunde sollten 1000 ml verabreicht werden.* (Spinnler 2016: 78)

Nicht nur nach Bewältigung einer Addison-Krise, sondern auch nach Abklingen der jeweiligen Stresssituation muss man wieder die Ausgangsdosis einnehmen, damit es nicht zu einer Überversorgung mit Hydrocortison kommt. Für den richtigen Umgang ist es deshalb ausgesprochen hilfreich, an einer Schulung zum Verhalten in einem Notfall teilzunehmen. Auf so einer Schulung habe ich auch das Verhalten auf Flugreisen gelernt. Insbesondere für Langstreckenflüge gelten nämlich eigene Regeln. Da bei Flügen in großer Höhe Cortisol schneller verstoffwechselt wird, muss die Cortison-Dosis mindestens verdoppelt werden. Für einen Transatlantikflug empfiehlt danach die Deutsche Gesellschaft für Endokrinologie früh 30 mg Hydrocortison einzunehmen, mittags noch einmal 20 mg und abends 10 mg. Wer Plenadren (20 mg) einnimmt, braucht früh und mittags jeweils eine Tablette. Dauert der Flug noch länger (ich erinnere mich mit Grausen an die Flüge nach Australien und Neuseeland) sind nach 10 Stunden Flugdauer zusätzlich 20 mg Hydrocortison einzunehmen. Also, meinem Plan nach Hawaii zu fliegen, steht demnach nichts im Wege! Bei Kurzstreckenflügen gilt das nur, wenn die Betroffene Flugangst hat. Apropos Flugangst – wer darunter leidet, kann schon am Vorabend 10 mg Hydrocortison einnehmen. Egal ob Kurz- oder Langstreckenflug – man muss immer genügend Hydrocortison im Handgepäck und im Koffer mitnehmen. Die Notfallspritze und auch die Transportbox für den Pen mit dem Wachstumshormon gehören dabei unbedingt ins Handgepäck, weil es im Frachtraum zu kalt für das Medikament ist.

[1] Nebennierenkrise = Synonym für Addison-Krise

10 „Privilegierte“ Medikation? DHEA ist Anti-Aging – oder nicht?

> Ich möchte wie Ghandi sein und wie Martin Luther King und John Lennon. Aber ich möchte am Leben bleiben
>
> *(Madonna)*

Wenn man sich die Bilder all der schönen Menschen in den bunten Zeitungen im Wartezimmer anschaut, die zudem noch alterslos wirken, dann kommt oft als Kommentar: „Claro, die lassen sich Botox oder Hyaluronsäure spritzen – und nehmen DHEA!“ Letzteres, weiß der Sportinteressierte, ist eine Substanz, die auf der Dopingliste für Sportler steht; und jugendbewusste Männer und Frauen wissen, dass es seit den Achtzigerjahren als Anti-Aging-Hormon bekannt ist. Es soll lebensverlängernd sein, weil es angeblich den Energieverbrauch der Zellen senkt und den Abbau schädigender Stresshormone bewirken soll. Die Formulierung „soll“ bedeutet, dass ausreichende wissenschaftliche Studien fehlen, um tatsächlich eindeutig nachweisen zu können, dass die Wünsche der Konsumenten nach ewiger Jugend durch Einnahme von DHEA erfüllbar sind. Jaja, wir wissen, die Hoffnung stirbt zuletzt...

Zudem soll das Mittel außerdem bei chronischem Müdigkeitssyndrom, Depressionen und Fettleibigkeit helfen können sowie vor Diabetes, Krebs oder Herzinfarkt schützen. (s. a. Produktinformation DHEA VitaBasis by LHP Inc.) Also eine Wunderdroge, wie zahlreiche Bücher zu diesem Thema und die Werbung im Internet für DHEA verheißen. Wahrscheinlich ist das der Grund, warum die DHEA-Medikation keine Kassenleistung ist. Übrigens: Die Deutsche Apothekenzeitung berichtete schon in einer Ausgabe von 2002, dass die US-amerikanische Gesundheitsbehörde FDA 1992 *...ein Unternehmen...* (anwies), *das DHEA zur Gewichtsabnahme auf dem Markt hatte, den Verkauf einzustellen, und stufte DHEA als neues, nicht genehmigtes und rezeptpflichtiges Arzneimittel ein. Im Jahr 1994 wurde DHEA dann erneut eingestuft, und zwar als Nahrungsergänzungsmittel, was seitdem in den USA einen rezeptfreien Verkauf ermöglicht.*[1] In den USA kann man demnach DHEA-Tabletten oder -Kapseln in jedem Drugstore für wenig Geld als Nahrungsergänzungsmittel kaufen, während es in Deutschland ein verschreibungspflichtiges Medikament ist und als solches von den Apothekern in der Internationalen Apotheke bestellt werden muss. Falls man auf die Idee kommt, sich seine DHEA-Kapseln aus dem USA-Urlaub mitzubringen – Vorsicht! Das kann richtig problematisch werden, weil das Mitbringsel unter illegale Medikamenteneinfuhr fällt, selbst wenn es ein Medikament für den Eigenbedarf ist.

Inzwischen gibt es einige Internetseiten, wo man DHEA auf ärztliches Rezept hin auch in Deutschland oder Europa kaufen kann. Allerdings ist bei diesen Bezugsquellen durchaus Vorsicht angeraten, da Arzneimittelkriminalität ein eigenes trauriges Kapitel ist und man ja als echt Bedürftiger ein wirksames Medikament und keine Fake-Tablette schlucken will. Also: Immer schauen, ob die Internetseite ein Impressum hat, was für Seriosität spricht oder bei der Deutschen Versandapotheke das Rezept einreichen. Den Hinweis mit dem Impressum habe ich vom Vorsitzenden des Bundesverbandes Deutscher Versandapotheken (BDVA) selbst bekommen. Ich traf denselben auf einer Veranstaltung des „Tagesspiegel“ zum Thema Arzneimittelkriminalität und konnte ihn direkt zum Kauf von DHEA im Internet befragen. Internetkauf schien mir einfacher, als direkt in einer Apotheke das Rezept einzulösen. Denn selbst im großen Berlin habe ich erlebt, dass die Apothekerinnen sehr zurückhaltend bzw. sogar unwissend reagierten, wenn ich mit meinem ärztlich verordneten DHEA-Rezept ankam. In München ist man da schon weiter. Die Tochter meines Cousins hat eine Apotheke in München und sagte

[1] `https://www.deutsche-apotheker-zeitung.de/daz-az/2002/daz-8-2002/uid-5535`, Zugriff 5. 7. 2019

mir auf einer Familienfeier, für sie sei es überhaupt kein Problem, DHEA über die Internationale Apotheke zu beschaffen. Netterweise hatte sie mir eine SMS mit der Information und ihrer dienstlichen Telefonnummer geschickt, so dass ich beim nächsten Mal in meiner Berliner Apotheke mein Telefon über den Ladentisch reichte und die unsichere Apothekenassistentin meine Verwandte anrief. Man muss sich eben zu helfen wissen! Übrigens gibt es auf dem Informationsblatt der Firma Vitabasis den Hinweis, dass *Unsere Produkte ... als Präventivmaßnahmen bzw. zur Steigerung des allgemeinen Wohlbefindens verstanden werden. Bei der Verwendung zur Behandlung von Krankheiten empfehlen wir unbedingt die vorherige Konsultation Ihres Arztes.* (ebd).

Ja, aber was ist eigentlich DHEA, ausgeschrieben Dehydroepiandrosteron, womit es schon gleich wieder wissenschaftlicher klingt, wenn es denn kein Wundermittel ist? Bei Wikipedia kann man nachschlagen und findet ... *DHEA ist die Vorstufe sowohl für die männlichen Sexualhormone (Androgene) als auch für die weiblichen Sexualhormone.*[2] Es ist also schon ein wichtiger körpereigener Stoff! Bei Hypophyseninsuffizienz wie auch bei primärer Nebenniereninsuffizienz besteht ein Mangel an DHEA. Dennoch ist die Verordnung von DHEA gegenwärtig noch keine Standardtherapie. Aus den bisher durchgeführten Studien gibt es noch keine eindeutigen Aussagen zum positiven Effekt der Gabe auf Stimmung, Sexualität und gesundheitsbezogene Lebensqualität. Ich habe selbst unter Endokrinologen einer medizinischen Einrichtung unterschiedliche Meinungen gehört. Umso eindeutiger waren die Befürwortungen eines auf gynäkologische Endokrinologie spezialisierten Arztes, der eine Einnahme von DHEA zur Erhöhung der Lebensqualität durchaus befürwortete. Immer daran denken, es geht ja nur um Ersatz dessen, was sonst vom Körper produziert wird, nicht um Schönheitsdoping. Das ist auch mein Empfinden, mir geht es mit der DHEA-Einnahme sehr gut, auch wenn ich dieses Medikament im Gegensatz zu allen anderen Medikamenten selbst bezahlen muss.

[2] `https://de.wikipedia.org/wiki/Dehydroepiandrosteron`, Zugriff am 2.8.2019

11 Halbgötter und Engel in Weiß – Welche Ärzte sind für mich zuständig? Von Endokrinologen und anderen Spezialisten

> Ich bin das Objekt meiner Ärzte
>
> *(Hildegard Knef)*

Vor meiner Erkrankung kannte ich eine Allgemeinärztin, die als meine Hausärztin einen super Job macht. Da ich seit meiner Kindheit eine Brille brauche, ist der Besuch beim Augenarzt ebenfalls jährliche Routine. Ansonsten hatte ich noch eine Hautärztin und einen Gastroenterologen, letzteren wegen der Magenschmerzen. Sie wissen schon, Stress und so. Jetzt lernte ich auf einen Schlag eine Reihe von Spezialisten kennen, die mich künftig in meinem Alltag begleiten sollten. Meine Neurochirurgin überwacht regelmäßig meinen Kopf, um festzustellen, dass sich nicht etwa ein neuer Tumor entwickelt. Dazu beauftragt sie meinen Radiologen, jährlich ein MRT anzufertigen. Da ich in dessen Praxis seit dem zusätzlichen Wirbelbruch ein Jahr später nach der Tumorentdeckung wirklich eine gute Kundin bin, werde ich regelmäßig nach der MRT-Aufnahme in sein Zimmer gebeten, wo er mir schon mal den Befund vorerläutert. Mein Augenarzt kontrolliert alle sechs Monate mein Gesichtsfeld, ob ich einen Tunnelblick habe. Der Tunnelblick kann ein Zeichen dafür sein, dass der Tumor wiedergekommen ist und erneut auf die Sehnervenkreuzung drückt. Die Endokrinologen beschäftigen sich damit, ob die Dosis meines

Hormoncocktails richtig ist – deshalb muss ich auch jedes Mal vorher oder nachher zu den „weißen Vampiren" ins Labor und Blut dalassen. Wie wichtig solch ein Ärztekonsortium ist, betonen auch die Mediziner selbst. So heißt es z. B. auf der Internetseite des Klinikums in Nürnberg: *Alle Patienten mit einer Erkrankung der Hirnanhangdrüse müssen regelmäßig untersucht und innerhalb eines Spezialistenteams betreut werden. Nur so ist gewährleistet, dass diese Patienten ein weitestgehend normales Leben ohne Einschränkung der Lebenserwartung führen können. Die Diagnostik und Behandlung dieser Erkrankungen kann nur in enger interdisziplinärer Abstimmung zwischen Endokrinologen (Internisten), Neurochirurgen, Strahlentherapeuten, Augenärzten und anderen Fachgebieten erfolgen.*[1]

Da die Erkrankung selten ist, gibt es manchmal unterschiedliche Auffassungen zur Art und Höhe der Medikation. Über die Substitution von Hydrocortison und L-Thyroxin sind sich alle Ärzte in der Regel einig. Bei den ergänzenden Hormonen hört es schon auf. Da habe ich sehr unterschiedliche Meinungen gehört. Zum Wachstumshormon hieß es ja ursprünglich, das brauchen Sie nicht. Und dann war es das Mittel der Wahl! Eine Woche, nachdem ich die Therapie mit Omnitrope begonnen hatte, hatte ich quasi wieder Flügel. Nix da, mit angezogener Handbremse durch die Gegend schleichen. Ich konnte wieder normal laufen, was ja vor allem bei unseren 110 Treppen wichtig war. Oder DHEA – das wurde zunächst gar nicht erwähnt. Und dann fragte mich Prof. J. bei einem meiner Charité-Aufenthalte gezielt nach bestimmten Symptomen bei mir. Ich war total verblüfft und antwortete spontan: „Sie sind der erste Arzt, der die richtigen Fragen stellt!" Danach bekam ich DHEA verschrieben. Ein anderer Endokrinologe fand das dagegen nicht so wichtig. Es gibt ja auch erst wenige Studien darüber. Ich habe also die Erfahrung gemacht, dass man durchaus mehrere Endokrinologen ansprechen sollte, um ganz sicher zu gehen. Eine seltene Krankheit ist eine seltene Krankheit – demzufolge kann nicht vorausgesetzt werden, dass jeder Mediziner auf dem Gebiet sattelfest ist. Bei allen Ärzten ist mir wichtig, dass ich zu ihnen Vertrauen haben kann und eine gute Beziehung entsteht. Das stärkt die Psyche ungemein!

[1] https://www.klinikum-nuernberg.de/DE/ueber_uns/Fachabteilungen_KN/kliniken/neurochir/fachinformationen/Hypophysentumore___Tumore_der_Sellaregion.pdf, Zugriff am 24.10.2019)

Dabei kann auch eine gute Psychotherapeutin hilfreich sein, um mit der Situation fertig zu werden. Viele Betroffene kommen nicht so einfach und von allein aus dem psychischen Tief heraus. Es sind ja wirklich einschneidende Dinge, die einem passiert sind. Erst der Tumor im Kopf mit der nachfolgenden Operation desselben. Dann die zum Teil mühsame Einstellung der Medikamente. Welche werden gebraucht, wie hoch ist die Dosis, wann muss ich was nehmen? Wenn das erfolgt ist, bleibt immer noch der Alltag mit geringerer Leistungsfähigkeit. Schon letzteres ist ein großes mentales Handicap in unserer leistungsfixierten Gesellschaft. Es kann einem durchaus passieren, dass man zwar in der Firma Chef und Kolleginnen über die Erkrankung und die damit verbundenen Einschränkungen informiert hat. Wenn aber notwendige Arztbesuche während der Arbeitszeit anstehen und man beim Vorgesetzten oder den Kolleginnen um terminliche Abstimmungen bitten muss, und wenn dann eine gedankenlose Bemerkung kommt, wie mir eine Betroffene erzählte: „So viel Zeit möchte ich auch mal haben!" Das ist wie ein Keulenschlag und nicht jede bringt es fertig zu sagen: „Ja, Hallo? Ich habe mir diese Krankheit nicht ausgesucht!" Außerdem kann es für Betroffene auch im ganz normalen Leben zusätzliche Einschnitte geben, wenn sie wegen der mangelnden Leistungsfähigkeit aufgrund der Erkrankung nur verkürzt arbeiten können oder sogar berentet werden müssen. Dann kommen zur chronischen Erkrankung manchmal sogar erhebliche finanzielle Sorgen hinzu.

Meine Neurochirurgin Frau Dr. K. erkannte eher als ich, wie wichtig eine Pause nach der Arbeitsaufnahme für mich war. Sie unterstützte mich ein Jahr nach der Erkrankung, dass ich noch einmal eine Reha bekam. Ich wusste, dass es keine Heilmaßnahme zur Behebung meiner Erkrankung sein konnte – die Hypophyse war nun mal hin –, sondern eher eine stabilisierende und unterstützende Aufbaumaßnahme. Am Rande der Schulung zum Einsatz der Nothilfespritze hatte ich von einer anderen Patientin gehört, dass die Reha-Klinik Schloss Hamborn das Richtige wäre, um zusätzlich zur Stabilisierung die Seele zu heilen. Das Konzept dieser Klinik in der Nähe von Paderborn, mitten im Wald gelegen, basiert auf den anthroposophischen Grundsätzen von Rudolf Steiner. Mein Mann wollte mich unbedingt wieder begleiten und das ist auch hier, wie schon in Bad Sülze, möglich. Es sind überwiegend Frauen, die hierherkommen, zumeist Krebspatientinnen, und für drei oder mehr Wochen Hilfe suchen und auch bekommen.

Beim Namen „Rudolf Steiner" und dem Begriff „Anthroposophie" läuten vermutlich bei einigen die Alarmglocken. Ich höre schon: Esoterischer Quatsch und dergleichen. Ich kenne das von meiner Vorlesungsreihe an der Universität zum Ökologischen Landbau, wo ich natürlich auch auf die von Rudolf Steiner begründete Biologisch-Dynamische Wirtschaftsweise eingehe. Die Produkte dieser Landwirtschaftsbetriebe sind unter dem Namen „Demeter" im Bio-Laden zu kaufen und haben einen sehr guten Ruf, weil es für viele Käufer die einzigen „echten" Bio-Produkte sind. Natürlich ist Schloss Hamborn eine „richtige" Reha-Klinik. Und auch die mich behandelnde Ärztin in Hamborn war eine „richtige" Ärztin. Sie kam ursprünglich von einer Klinik, die auf Naturheilverfahren spezialisiert ist. Alle medizinisch ausgebildeten Mitarbeiterinnen und Mitarbeiter leben und praktizieren neben ihren fachlichen Kenntnissen ausnahmslos eine den Patienten zugewandte freundliche Haltung, die neuen Lebensmut gibt.

Hier lernte ich auch das erste Mal Eurythmie in der Praxis kennen. Ich bekam eine Einzelverordnung und einen wunderbaren Therapeuten, einen feinsinnigen hochgewachsenen Herrn mit langem weißen Haar. Beim Kennenlern-Gespräch war er zutiefst entzückt, dass ich an der Universität Kurse im Ökologischen Landbau gebe und natürlich Rudolf Steiners Biologisch-Dynamische Wirtschaftsweise kenne. Und als ich ihm erzählte, dass ich schon mehrfach auf dem Gut Marienhöhe bei Berlin war, wo seit 1928 ununterbrochen biologisch-dynamisch gewirtschaftet wird, war unsere besondere Beziehung besiegelt und ich ließ mich vertrauensvoll auf die Übungen ein, die er mit zarten Klängen auf einem Saiteninstrument begleitete. Bei [2] findet sich folgende Erklärung für den Hintergrund der Anwendung: *In der Heileurythmie wird eine Erkrankung als Störung der leiblichen, seelischen und geistig-individuellen Ebenen des Menschen betrachtet. Gezielte Bewegungsübungen sollen die gestörten Bereiche wieder in ein harmonisches Gleichgewicht bringen. Dabei zielen die heileurythmischen Bewegungen auf eine Beeinflussung der Empfindungen des Patienten von außen nach innen, also entgegengesetzt zu dem Vorgang menschlicher Gemütsäußerungen, bei*

[2] `https://anthrowiki.at/Eurythmie`, Zugriff am 6.8.2019

dem sich Empfindungen von innen nach außen durch Mimik und Gestik äußern. Hintergrund ist eine ganzheitliche anthroposophische Betrachtung des Menschen, der zufolge körperliche Erkrankungen meist seelische Ursachen haben und seelische Störungen organisch bedingt sein können.

Das ist natürlich eine gewagte Ansicht, die ich in der Zuspitzung so nicht teile. Ich erinnere mich an einen Vortrag des Autors Rüdiger Dahlke, bei dem er über seelische Ursachen von Krankheiten sprach. Z. B. meint der Begriff „hartnäckig", dass jemand so intensiv eine Sache verfolgt, dass sein Nacken hart wird. Das konnte ich noch nachvollziehen. Als er jedoch sagte, Augenkrankheiten wären darauf zurückzuführen, dass man „etwas nicht sehen wolle", habe ich aufbegehrt. Ich war schon als Kind kurzsichtig und habe unter meiner Brille in der Schulzeit sehr gelitten. Das war noch zu der Zeit, wo man eine Brille nicht als modisches Accessoire sah, sondern gern den Begriff „Brillenschlange" benutzte. Jedenfalls habe ich an der Stelle mit dem Redner heftig diskutiert und er räumte ein, dass es Ausnahmen gäbe.

In Hamborn wurden solche Aspekte überhaupt nicht thematisiert. Die Klinik definiert ihr Leitbild so: *In der Reha-Klinik Schloss Hamborn ist unser Ansatz des Heilens ganzheitlich. Im Mittelpunkt unserer Betrachtungen stehen Sie mit Ihrer ganzen Persönlichkeit, Ihrer Krankheit und Unsicherheit aber auch Ihrer Lebensfreude und Hoffnung. Wir gehen von einem erweiterten Menschenbild aus und betrachten jeden Menschen als differenzierte Ganzheit aus Leib, Seele und Geist. Im Konzept unseres Hauses ist dieses ganzheitliche Menschenbild der „rote Faden", der sich von der medizinischen und pflegerischen Versorgung über die Therapien bis hin zur vollwertigen vegetarischen Ernährung durchzieht. Unser Ziel ist es, Ihre Eigenaktivität anzuregen, damit Sie selber einen Beitrag zur Krankheitsbewältigung leisten können.*[3]

Es ist eine Erdung, die hier stattfindet, bzw. die ich als solche empfand. Neben dem Heilaspekt, der meine Erkrankung betraf, wurde zugleich mein Perfektionsstreben im Berufsalltag hinterfragt. Im Hinblick auf diesen Perfektionsdrang hatte ich schon früher von einer älteren sehr erfahrenen Psychologin eine Lektion bekommen: *Sie wollen perfekt sein? Gott ist perfekt! Sind Sie Gott!? Also bitte!* Danke, Frau Dr. S.!

[3] `http://www.schloss-hamborn.net/site/reha-klinik/home.html`, Zugriff am 20.11.2019

Der Tag war wie in allen Reha-Kliniken voll durchgetaktet. Es gab klassische Physiotherapie, aber auch besondere körperliche Übungen. Hier ist mir besonders die Bothmer-Gymnastik in Erinnerung geblieben. Fritz Graf von Bothmer entwickelte diese Form von körperlichen Übungen in den Zwanziger- und Dreißigerjahren des vergangenen Jahrhunderts für den Sport- und Turnunterricht an der Waldorfschule in Stuttgart. In Hamborn wurden wir Patientinnen dazu angehalten, ganz bewusst unsere Bewegungen zu beobachten und durchzuführen. Das ist etwas, was auch aus dem Yoga oder Qi Gong bekannt ist.

Da die Reha-Klinik mitten im Wald und überhaupt in einer waldreichen Gegend liegt, gab es in jeder freien Stunde Gelegenheiten, durch den Wald zu wandern und die Natur zu erleben. Der Teutoburger Wald mit seinen Erinnerungspunkten an die siegreiche Schlacht der Germanen gegen die Römer ist ganz in der Nähe. Grund, sich ein bisschen mehr mit diesem Abschnitt der Geschichte zu befassen. Ich hatte allerdings ein gemischtes Gefühl, als ich hörte und las, dass Arminius (oder Herrmann) die Kampfkunst der Römer auf der Offiziersschule in Rom erlernt hatte. Da wusste er natürlich genau, wie er seine Truppen führen musste, um Varus und seine Legionen zu schlagen... Das Herrmann-Denkmal das Denkmal eines Verräters?

Der Wald um Schloss Hamborn war friedlich. Einmal trafen wir uns in einer kleinen Gruppe (war ja freiwillig) vor Tau und Tag zu einem Spaziergang durch den noch nachtdunklen Wald. Gemeinsam erlebter Höhepunkt war der Sonnenaufgang. Zum Mittagessen wurde ein Tischgebet gesprochen, um auch das Essen als LEBENSmittel und nicht bloße Nahrungsaufnahme zu würdigen. Nach dem Mittagessen wurde Bettruhe gehalten. Dazu bekam ich Leberwickel oder eine Bienenwachsauflage. Beides sind Elemente aus der angewandten Naturheilkunde und taten einfach gut.

In besonderer Erinnerung ist mir schließlich die Abendgestaltung dort in Hamborn geblieben. Einmal in der Woche kam eine ältere Dame, bestimmt über 80, in die Klinik, um mit den Patientinnen, die Lust dazu hatten, zu singen. Es waren immer ein paar neue Leute dabei, weil in so einer Klinik ja ständiger Wechsel der Kranken ist. Die einen gehen und dafür kommen neue. Sie teilte jedes Mal von neuem flink die Tonlagen ein: Sopran, Alt, Bass (das waren die drei Männer) und dirigierte selbst stimmgewaltig vom Klavier aus den Gesang. Man merkte die langgediente Musiklehrerin, der sich niemand zu widersetzen wagt. Nicht länger als eine Stunde, immer mit einem Kanon beginnend und mit dem Lied „Guten Abend, Gute Nacht!" endend. Wunderbar, wie aus dem gemeinsamen Gesang positive Energie erwächst und jede und jeder getröstet in sein Zimmer ging. Der Treff am Medikamenten-Kühlschrank und beim Auffüllen der Wärmflaschen war dann noch einmal Gelegenheit für ein kurzes Gespräch oder nur ein freundliches „Gute Nacht!"

In der letzten Woche ging es mir so gut, dass ich mit verschiedenen Menschen in der Werkgemeinschaft Schloss Hamborn Gespräche zu ihrer Arbeit führte. Zu dieser Werkgemeinschaft gehört nicht nur die Klinik, sondern auch der landwirtschaftliche Betrieb, die Waldorf-Schule, ein Schreinereibetrieb und noch einige Zweige mehr. Mich interessierte die Praxis dieser regionalen Arbeitgeber schon von Berufs wegen. So ist die Schreinerei auch Ausbildungsbetrieb für verhaltensgestörte Jugendliche. Als ich den Meister fragte, wie er denn mit den Jugendlichen zurechtkommen würde, meinte er gelassen, dass er gleich zu Beginn die Regeln des Zusammenarbeitens klarstellen würde – und dann klappt das schon. Schwer beeindruckt auch vom landwirtschaftlichen Betrieb fragte ich den Betriebsleiter zum Abschluss unseres Gesprächs, worauf er denn besonders stolz sei. Die Antwort war nach kurzem Zögern: „Stolz ist eine der Todsünden! – Aber ich freue mich, wenn alles gut läuft."

12 Ob barfuß oder Lackschuh – Immer Nothilfeset und Notfallausweis bei sich führen!

Das Leben ist voller Leid, Krankheit, Schmerz – und zu kurz ist es übrigens auch

(Woody Allen)

Am Anfang habe ich ja immer noch gehofft, dass sich das Ganze mit meinem Körper wieder einrenken würde. So fragte ich als Naturwissenschaftlerin (!) meine Lieblingsärztin Frau Dr. K. allen Ernstes, ob man mit positivem Denken oder homöopathischen Mitteln die Hypophyse wieder zur Arbeit animieren könne. Darauf schaute sie mich mit diesem „Das meinen Sie nicht wirklich?-Blick" an, schob ihre Brille nach unten, schaute mir kühl in die Augen und sagte knapp und eindeutig: „Das ist Biochemie!" Also nix mit Selbstheilung und Homöopathie. Wobei Alternativheilmethoden durchaus hilfreich für die körperliche Kräftigung und auch die seelische Heilung sein können, wie ich in der schon erwähnten anthroposophisch geführten Reha-Klinik Schloss Hamborn wohltuend gespürt hatte. Und ein positives Denken im Sinne von die Krankheit annehmen und sich nicht unterkriegen lassen, ist natürlich immer gut.

Was man als erstes von Medizinern beigebracht bekommt, wenn feststeht, dass tatsächlich keine Stammzellchen mehr da sind, die die

Hypophyse wieder aufbauen, ist, dass man IMMER seine Medikamente und ein Nothilfeset für den Fall einer Addison-Krise mit sich führen muss. Dieses Nothilfeset enthält bei mir ein Fläschchen mit 100 ml Cortison als Pulver und ein Lösungsmittel (eine sogenannte Mischampulle), Kanüle und Spritzenaufsatz, ein Zäpfchen mit Cortison, sowie diverse Blister (so der Fachbegriff für Tablettenstreifen) mit Hydrocortison. Außerdem habe ich immer ein paar Traubenzuckertabletten gegen eine mögliche Unterzuckerung dabei und ein Tütchen Salz aus dem Flugzeug. Zusätzlich ist ein Notfallausweis mit meinem Namen und meiner Medikation und Hinweisen für die Behandlung in Notfällen dabei. Den Notfallausweis habe ich zusätzlich im Portemonnaie neben meinem Personalausweis, damit er im Notfall schnell zur Hand ist. Ich habe so ein silberfarbenes Täschchen, wo groß weiß auf rot: „Notfall-Set Hypophyseninsuffizienz" auf der Seite steht und in einem Fach Namen und die Telefonnummern meines Mannes und meiner Ärzte untergebracht sind.

Das führe ich immer mit mir und achte darauf, dass der Inhalt vollständig ist. Eine Ampulle ohne Kanüle ist schließlich nicht besonders hilfreich. Im Büro hatte ich die gleiche Ausstattung deponiert und an das Schränkchen ein Hinweisschild angebracht. Außerdem wussten die Mitarbeiterinnen Bescheid und waren instruiert, wie sie im Notfall handeln müssen.

Als Erkrankte muss ich natürlich wissen, wie man mit der Spritze umgeht. Ich frische meinen Umgang mit kritischen Situationen und die Anwendung der Notfallspritze regelmäßig in Schulungen auf. Diese Schulungen sollten durch die Deutsche Gesellschaft für Endokrinologie zertifiziert sein. Seit 2014 gibt es nämlich bundesweite Schulungszentren. In ursprünglich nur 9 (seltene Krankheit!), heute ca. 100 solcher Zentren bieten Endokrinologie-Assistentinnen Informationen und Übungen für den Notfall an, erzählten mir Frau Z. und Frau S. von der Charité. Es nutzt nämlich nichts, wenn man super ausgestattet ist und dann nicht weiß, wie die Notfallspritze aufgezogen und gesetzt wird. Sehr hilfreich ist es, wenn ein „Notfallbeauftragter" aus dem Büro und auf jeden Fall der oder die Partner/in zur Cortison-Schulung mitkommt. Bei diesen Schulungen wird trainiert, wie man die Spritze mit der Cortisonlösung aufzieht und setzt. Jeder kann das mit einer Kochsalzlösung selbst probieren.

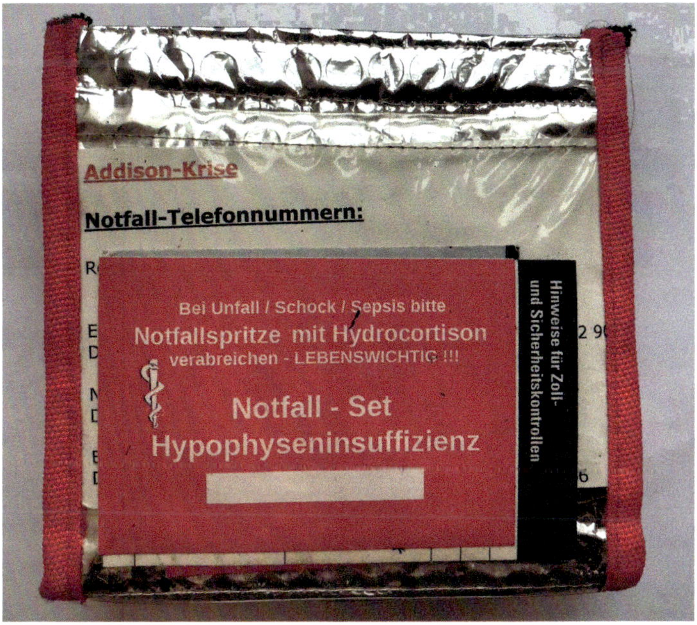

(a)

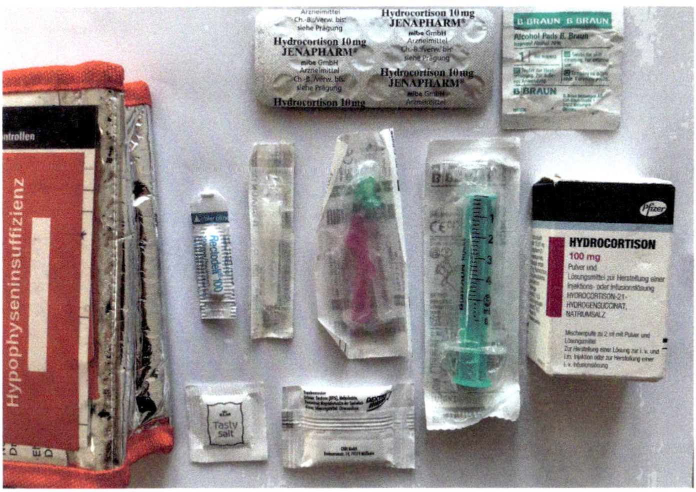

(b)

Abbildung 12.1: Nothilfeset

Außerdem habe ich auf meinem Handy die App „Nebennieren" installiert. Die zeigt meine Daten an einschließlich des Internationalen Notfallausweises in Deutsch und Englisch. Weiterhin gibt es YouTube-Animationen zur Addison-Krise und zur Handhabung der Notfallspritze. Wenn ich irgendwo zu Besuch bin, informiere ich meine Gastgeber natürlich auch über meine Malaise und wie im Ernstfall zu handeln ist. Dazu zeige ich dann immer diese kurzen comicartigen YouTube-Filmchen „Was ist eine Addison-Krise und wie funktioniert die Notfallspritze".[1], [2] Auch wenn ich ins Konzert oder ins Theater gehe, habe ich alles dabei. Dann wird das Ganze in ein Kosmetiktäschchen gepackt, so dass es in meiner Abendtasche Platz hat.

[1] https://www.youtube.com/watch?v=g-UNX_jQHA4
[2] https://www.youtube.com/watch?v=5_6nqITniMw

13 Zahnarzt oder Wirbelbruch – Kostet der Arztbesuch mein Leben? Ein Selbstversuch mit Fahrradunfall im Ausland

> Wer lachen kann, dort wo er hätte heulen können, bekommt wieder Lust zum Leben
>
> *(Werner Finck)*

Ein Jahr später, im Sommer 2017, fühlte ich mich schon fast normal mit meiner Erkrankung. Auf jeden Fall ging ich souveräner mit Stresssituationen um, weil ich meine Körpersignale inzwischen deuten konnte. Wenn also die professionelle Zahnreinigung oder eine andere aufwendige Behandlung beim Zahnarzt anstanden, nahm ich prophylaktisch eine halbe Tablette Hydrocortison mehr und mein Körper war vorbereitet. Stresssituationen gibt es natürlich auch im Arbeitsalltag. Deshalb war ich dankbar, dass es für mich an der Universität Möglichkeiten gab, nicht ständig die volle Belastung tragen zu müssen. Hier war das sogenannte BEM, das betriebliche Eingliederungsmanagement sehr hilfreich. Trotzdem ging mein Ehrgeiz natürlich dahin, wieder möglichst fit sein zu wollen – vor den anderen aber auch vor mir selbst. Ein typischer Fall von Selbstüberschätzung!

Mit dieser Erkrankung wird man nicht wieder so fit und leistungsfähig wie vorher! Ich erinnere mich, wie ich damals jeden, der mich eine Weile nicht gesehen hatte, hoffnungsvoll fragte: „Bin ich noch wie vorher – oder habe ich mich verändert?“ Meine Schwägerin Gabi sagte unumwunden: „Du hast einen Schlag wegbekommen.“ Mein Sohn Kai meinte zögernd: „Du wirkst so zerbrechlich.“ Und auch meine Kollegin, mit der ich das Afrika-Projekt leitete, antwortete vorsichtig: „Du wirkst sehr fragil.“ Ich schob diese Antworten allein auf meinen körperlichen Zustand und dachte bei mir, das wird schon wieder. Wäre doch gelacht! In Berlin gibt es dazu den Spruch: *Es wird schon wern mit Mutter Bern; mit Mutter Horn is' ja ooch jeworn und die alte Krausen geht schon wieder mausen!*

Naja, so ganz wurde es eben nicht bei mir. Davon abgesehen, wollte ich auch nicht stehlen gehen. Aber ich wollte unbedingt mein altes ereignisreiches Leben wieder aufnehmen. Und mit den Medikamenten ging es ja auch ganz gut. Jedenfalls war ich schon wieder soweit, dass wir einen richtigen Urlaub über die benachbarten Bundesländer Brandenburg und Mecklenburg-Vorpommern hinaus planten. Ein halbes Jahr nach der Operation, im Sommer 2016, waren wir sogar schon für ein Wochenende mit dem Zug nach Breslau, der damaligen Kulturhauptstadt Europas, gereist. Das hatte tadellos geklappt, auch wenn die Fahrt statt mit dem Zug mit einem Bus durchgeführt wurde. Und jetzt, ein Jahr später, sollte es eine aktive Reise mit ein bisschen Abenteuerfeeling sein. Ein Zeichen meiner Wiederauferstehung!

Also buchten wir eine zwar geführte, aber doch individuell zu absolvierende Radreise ins Baltikum. Meine Vorfreude bei Nachfragen auf meine Urlaubspläne äußerte sich dergestalt: Frühstück bei Günther Grass in Danzig, Mittagessen (anlässlich meines Geburtstags!) bei Familie Mann in Nidden, 5-Uhr-Tee bei Simon Dach in Klaipeda (Ännchen von Tharau ist's, die mir gefällt...!), Salon bei Immanuel Kant in Königsberg und anschließend auf ein Glas Champagner mit Richard Wagner in Riga. So war die Idee für eine zehntägige Radreise von Danzig nach Riga im Juli/August des Jahres 2017!

Aber leider kam es ganz anders als geplant. Danzig haben wir ja noch kennengelernt. AirBerlin brachte uns mit der gewohnten Verspätung von Tegel zum schicken Lech-Walesa-Flughafen und von dort konnte man bequem mit dem Bus 210 in die Stadt fahren. Unser Hotel, ein supermoderner austauschbarer Klotz, lag sehr günstig am Rand des Stadtzentrums, so dass man von hier fußläufig alles erreichen konnte.

Da unser Zimmer keinen Kühlschrank hatte – auf dieses Detail sollte man als Hormonjunkie immer achten – fragte ich an der Rezeption nach. Und siehe da, mein Pen, also das Spritzbesteck, fand Asyl mang den Frühstücksdosen der Hotelangestellten und es war kein Problem, zur Rezeption zu gehen, das Besteck zu holen, wieder aufs Zimmer zu gehen und sich zu spritzen und es dann erneut in den Kühlschrank zurücklegen zu lassen.

Wir waren ein paar Tage früher angereist, um Danzig auf eigene Faust zu erkunden. Die Radtour mit allen Teilnehmern sollte erst später beginnen. Danzig ist eine zauberhafte Stadt und auf jeden Fall mehr als einen Besuch wert. Es ist ja nicht nur die Lage an der Ostsee, sondern auch die Geschichte und die wunderbar restaurierte Altstadt, die noch in den letzten Kriegstagen durch die Rote Armee völlig zerstört wurde, weil Danzig sich stolz Freie Stadt nannte. Und jetzt zum Sommerfestival, das jedes Jahr Ende Juli, Anfang August in der Stadt stattfindet, war die Stadt bunt geschmückt und voller Menschen. Es war einfach wunderbar.

Ja, und dann kam der Tag, an dem die Radtour beginnen sollte. Am Abend vorher waren die anderen Teilnehmer eingetroffen und es gab ein erstes Kennenlern-Abendessen. Einige hatten ihre eigenen Räder mitgebracht, während wir auf die Leihfahrräder des Reiseunternehmens vertrauten. Am nächsten Tag ging es los, zuerst per Minibus bis zum Stadtrand, wo es auf einem Parkplatz eine kurze Einweisung in die Strecke und die Räder gab. Fahrradfahren und Schwimmen verlernt man nicht, so heißt es. Und in dem Sinne schwangen wir uns auf unsere Räder, drehten ein paar Proberunden auf einem Parkplatz und radelten in den polnischen Morgen. Schon gleich als lose Formation oder besser gesagt, individuell, da die Radfahrer, die mit eigenen Rädern angereist waren, sofort aufbrachen.

Nach 35 km sollte der erste Treffpunkt für alle sein, da wir dort gemeinsam die Weichsel überqueren sollten. Leider haben WIR die Weichsel nie gesehen, für uns war bereits am ersten Tag um 12:00 Uhr mittags, High Noon sozusagen, die Reise beendet. Dabei fing alles ganz gut an. Die Strecke war ländlich, ein schöner Radweg, wenig Verkehr, hübsche Dörfer mit pittoresken Kirchen, die zu kurzem Halt einluden. Zunächst waren wir mit zwei Schweizerinnen, klein, drahtig, um die 50, in einer Gruppe. Zum Leidwesen meines Mannes plauderten sie unablässig in ihrem Schweizer Singsang, so dass mir mein Mann entnervt zurief, dass wir uns zurückfallen lassen mögen, damit er endlich in Ruhe die Fahrt und die Umgebung genießen könne. Gesagt getan. Jetzt waren wir allein und ich merkte, dass meine Kondition doch nicht so war, wie ich geglaubt hatte. Da wir nur noch ein paar Kilometer bis zu unserem ersten Etappenziel zu fahren hatten, sagte ich meinem Mann, er möge schon vorfahren. Das tat er, und ich fuhr langsam hinterher. Inzwischen verstärkte sich der PKW- und LKW-Verkehr, so dass ich froh war, als nach einer Kreuzung ein Fuß- und Radweg rechts neben der Straße auftauchte. Allerdings etwas erhöht mit Kante zur Straße. Das heißt, ich musste anhalten und das Fahrrad hochheben. Sicher ist sicher, dachte ich noch und versuchte anzuhalten.

Was dann geschah, kann ich nicht mehr rekonstruieren, obwohl mich später alle behandelnden Ärzte danach gefragt haben. Ich weiß noch, dass das Rad nur eine Vorderradbremse, aber keinen Rücktritt hatte und ich es nicht halten konnte, sondern mit dem Rad voll auf den gepflasterten Radweg knallte. Ein wahnsinniger Schmerz durchzuckte mich – und dann lag ich da und konnte mich nicht mehr bewegen. Keiner von den vielen Schutzengeln, die ich von Freundinnen geschenkt bekommen hatte, war zur Stelle und hatte die Hände unter mich gehalten. Ich war ungeschützt voll zu Boden gegangen und mit meinem Rücken auf die Bordsteinkante aufgeschlagen. Instinktiv griff ich in die Seitentasche meiner Hose, wo sich ein Blister mit Hydrocortison befand und würgte erst einmal ein paar Tabletten herunter. Lebensnotwendig für mich. Ansonsten wirkte der Schock. Ich dachte nämlich die ganze Zeit nur daran, dass ich mich IMMER vor Zecken in acht nehme und jetzt lag ich hier wie angerichtet und bestimmt würden alle Biester nebst Verwandtschaft mich jetzt besuchen kommen.

In der Realität um mich herum hatte der Fahrer eines PKW unmittelbar nach meinem Unfall gestoppt, kam zu mir und redete auf Polnisch auf mich ein. Ich verstehe kein Polnisch, nur so viel, dass er den Rettungswagen alarmiert hätte. Inzwischen hatte ein LKW-Fahrer, der vorbeigefahren war, meinem Mann zugerufen, dass sein „Compagnon" einen Unfall hätte, worauf er sofort zurückfuhr. Das entsetzte, völlig aufgelöste Gesicht meines Mannes werde ich nie vergessen. Während er fragte, wie es mir ginge, sagte ich nur immerzu in einer Tour: „Es tut mir so leid, es tut mir so leid!" Dann kam doch noch ein letztes Grüppchen von unserer Radfahrergruppe an und glücklicherweise befand sich ein Arzt unter den drei Männern. Der fragte mich routiniert, ob ich meine Beine spüren würde und als ich bejahte, meinte er, dass schlimmstenfalls ein Wirbelriss bestünde, jedenfalls keine Querschnittslähmung zu befürchten sei. Mit Blick auf den Rettungswagen, der gerade ankam meinte er, ich solle das ruhig im Krankenhaus abklären lassen.

Die Radfahrer übernahmen es auch, unsere Reiseleitung zu informieren. Denn dass die Reise für uns hier zu Ende sein würde, schien mehr als wahrscheinlich. Der Rettungswagen war aufs modernste ausgestattet und auch der Notarzt, ein junger Mann, der perfekt Englisch sprach, wusste glücklicherweise mit meiner Information zur Hypophyseninsuffizienz etwas anzufangen. Das ist nämlich nicht immer so. Manchmal höre ich, dass Patienten das lebensrettende Cortison verweigert wird, weil selbst viele Mediziner mit dem Begriff Addison-Krise oder Nebennieren-Krise nichts anzufangen wissen.

Ich weiß von einer Betroffenen, die wegen starker Bauchschmerzen ins Krankenhaus eingeliefert wurde. Hier stellte sich heraus, dass eine Blinddarmoperation erforderlich war. Sie sagte immer wieder, dass sie eine Hypophyseninsuffizienz hätte und deshalb unbedingt mit Hydrocortison versorgt werden müsse. Das wurde ignoriert und prompt fiel sie ins Koma. Ihr Mann informierte dann kurzentschlossen den behandelnden Endokrinologen. Der rief unverzüglich im betreffenden Krankenhaus an. Das Hydrocortison wurde ihr als Infusion gegeben – und siehe da – am nächsten Tag konnte die Frau wieder aufstehen und herumspazieren. Deshalb: IMMER Notfallausweis an der Frau oder am Mann führen. Besonders im Ausland ist der europäische Notfallpass in so einer Situation hilfreich. Manchmal hilft eben nicht das gesprochene, sondern nur das gedruckte Wort. Oder besagte Nebennieren-APP auf dem Handy.

Ich wurde auf eine Trage gehievt und im Rettungswagen verstaut. Die Schmerzen waren unglaublich, aber ich biss die Zähne zusammen und stöhnte nur. Mein Mann, der nicht mitdurfte, auch weil er auf die Reiseleitung warten musste, bekam die Information, dass ich nach T. gebracht würde. Wohin genau, wurde ihm nicht gesagt.

Netterweise fragte sich der polnische Fahrer der Reiseleitung durch und er fand mich in der Poliklinik des Städtchens. Dort war ich inzwischen „abgeliefert“ worden und kam zunächst an einen Tropf. Ich war sehr misstrauisch, was man mir da verabreichte. Der Arzt meinte „Paracetamol“, was ja auch in Deutschland als Schmerzmittel bekannt ist. Anschließend wurde ich in den Magnetresonanztopographen für eine MRT-Aufnahme meiner Wirbelsäule geschoben. Cortison wurde mir nicht verabreicht, was in so einem Fall dringend notwendig gewesen wäre. Aber ich hatte ja mein zusätzlich notwendiges Cortison als Tabletten geschluckt.

Für eine Kleinstadt war die Ausstattung sehr gut. Allerdings meinte ich eine gewisse Reserviertheit vom medizinischen Personal gegenüber der deutschen Verunfallten zu spüren. Ich lag im Flur der kleinen Poliklinik einer kleinen Stadt mitten in Polen und lediglich die Putzfrau (wieder mal) und eine Krankenschwester waren immer hilfsbereit zur Stelle, wenn ich wegen meines Diabetes insipidus schon wieder Wasser lassen musste. „Tualet“ war das Wort von mir, und eilends wurde meine Trage vom Flur in ein freies Zimmer geschoben, wo ich dann eine Bettpfanne bekam. Ich konnte mich ja nicht bewegen, bzw. wenn ich mich bewegte, oder bewegt wurde, wie beim Herunterheben von der Trage auf die Liege für das MRT musste ich wieder die Zähne zusammenbeißen, um nicht vor Schmerzen zu schreien, sondern nur zu jammern.

Mein Mann war inzwischen eingetroffen und wartete an meiner Seite, dass etwas passieren würde. Es passierte nichts, die Ärzte wechselten, schauten beiläufig bei mir vorbei, erneuerten den Tropf mit dem Schmerzmittel und eilten weiter. Daneben lief der Alltag in einer medizinischen Praxis auf dem Lande ab. So lag ich hier von mittags halb eins bis um 20:00 Uhr. Inzwischen war der Publikumsverkehr vorbei und endlich kam eine weitere, junge blonde Ärztin, die mir als erstes mürrisch erklärte, sie könne nicht gut Englisch sprechen, worauf ich eilfertig antwortete: „Ich auch nicht!“ Dann meinte sie, nach ihrer Auffassung wäre es nur ein Riss im Wirbel, nichts wirklich Dramatisches, aber sie schlüge mir vor, dass ich nach Danzig in die Orthopädie gebracht werden sollte, dort seien die Fachleute, die eine sichere Diagnose stellen könnten. Natürlich stimmten wir zu. Es dauerte noch einen Moment, bis mich zwei kräftige Sanitäter von der einen Trage auf die des Krankenwagens hoben – diesmal schrie ich aus voller Kehle; es tat unglaublich weh und ich war inzwischen trotz der Schmerzmittelinfusionen nervlich nicht mehr so belastbar.

Der Krankenwagen war ein altgedientes Schlachtross, dafür mit Musikbeschallung. Außerdem wurde meinem Mann partout die Mitfahrt verweigert, dafür aber eine Frau mit ihren Einkäufen mitgenommen, die neben meiner Trage auf dem Notsitz saß. So wurde ich denn unter der aufmunternden Stimme von Tina Turner, die von oben aus dem Lautsprecher „Simply the Best" sang, auf dem gleichen Wege, auf dem wir vormittags mit dem Fahrrad aufgebrochen waren, nach Danzig geschaukelt. Egal, ich biss die Zähne zusammen, jetzt würde man sich ja gleich um mich kümmern. Von der Stadt Danzig habe ich nichts mitbekommen. Wir fuhren direkt in die Einfahrt zur Rettungsstelle des Kopernikus-Krankenhauses. Wenn ich nun gedacht hatte, jetzt würde ich behandelt werden, hatte ich mich schwer getäuscht. Die Sanitäter luden mich wieder von einer Trage auf die andere, schoben diese in den Flur der Rettungsstelle und ließen sich quittieren, dass ich am 1. 8. 2017 um 21:02 Uhr abgegeben worden war.

Da lag ich also mutterseelenallein in der Fremde und keiner interessierte sich für mich und mein Problem. Die Kranken saßen in großer Zahl, wie wohl überall in Rettungsstellen, hier auf Sitzen entlang der Wand des grünweiß gestrichenen Flurs und warteten, bis sie dran waren. Ich lag ja und hatte nur ein geringes Sichtfenster, weil ich mich nicht bewegen konnte. Gott sei Dank musste ich jetzt nicht mehr auf die Toilette. Es war gegen 23:00 Uhr, als ich genug hatte und die Initiative ergriff. Ein junger Arzt eilte mehrfach auf dem Gang hin und her, und den sprach ich schließlich an: „Please, could you help me, Please!". Und, oh Wunder: Er strahlte mich an, nickte und verschwand hinter einer Tür, hinter der ich das Behandlungszimmer vermutete. Tatsächlich wurde ich kurze Zeit später von einem jungen Arzt abgeholt und um 23:33 Uhr ins Behandlungszimmer geschoben. Diese Uhrzeit steht nämlich auf meinen Entlassungspapieren. Als erstes kommentierte er meine Fahrradkluft, speziell das Hemd der Marke „Columbia". Er hätte auch so eins. Na prima, da hatten wir ja schon etwas gemeinsam. Ein zweiter junger Arzt kam hinzu und ließ noch ein CT von meinem Rücken machen.

Kurze Zeit später meinten beide, dass auf dem Röntgenbild zu sehen wäre, dass ein Wirbel gebrochen sei und ich operiert werden müsse. Mein gebrochener Wirbel sollte durch eine sogenannte Stabilisierung mit Schrauben und Metall ruhig gestellt werden. Sie würden vorschlagen, dass sich der Chef der Orthopädie, nach ihren Worten eine Koryphäe, die Sache noch einmal anschauen sollte. Damit wurde ich in ein 8-Bettzimmer geschoben, mein Tropf erneuert und ich sollte schlafen. Glücklicherweise gab es Handyempfang und ich schrieb in meiner Verzweiflung eine E-Mail an Dr. R. in der Charité: „Lieber Herr R. ich liege seit heute auf der Orthopädie des Kopernikus-KKH Danzig. Bin mit dem Fahrrad unglücklich gestürzt und jetzt ist WS Stabilisierung im Lendenbereich erforderlich. Wer macht das bei uns in Berlin? Muss mich bis morgen früh entscheiden. Vielen Dank und schöne Grüße Ihre H. H." 23:05 Uhr, also zwei Minuten später, hatte ich die Antwort: „Prof. P. und sein Team in der Charité-Mitte." Das war schon beruhigend zu wissen.

Man muss natürlich dazu sagen, dass das Kopernikus-Krankenhaus durchaus einen sehr kompetenten Eindruck machte. Die Medizintechnik, die ich in der Nacht kennengelernt hatte, war neu, die Zimmer und Flure waren frisch gestrichen. Die Patientenzimmer befanden sich in einem Altbau und waren deshalb sehr hoch und sehr groß. Mein Bett befand sich unmittelbar links neben der Tür und so fiel mein Blick unweigerlich immer auf das Kreuz, das über der Tür hing. Und tatsächlich, noch ehe die Visite begann, kam ein Seelsorger in schlichtem Ornat ins Zimmer und ging von Bett zu Bett, um mit den Patientinnen zu beten. Schließlich kam er auch zu mir und fragte „Katolicka?", worauf ich wahrheitsgemäß antwortete „Njet, Luther." Er verzog schmerzlich das Gesicht, als hätte ich ihm etwas getan und ging hinaus. Dafür kam die „Weiße Wolke", Chefarzt und Assistenzärzte. Darunter die beiden jungen Ärzte, die ich schon von der Notaufnahme her kannte. In polnisch gefärbtem Englisch erklärte mir der Chefarzt meine Situation, nämlich dass tatsächlich ein Wirbel gebrochen und eine Operation unumgänglich sei. Ich hatte schon in der Nacht mein Einverständnis zur Operation unterschreiben sollen und sollte es mir jetzt noch einmal überlegen. Eile täte Not. Damit gingen sie aus dem Zimmer.

Dann kam endlich mein lieber Mann, der schon eine wahre Odyssee hinter sich hatte. Er war ja vom Krankenwagen nicht mitgenommen worden. Aber glücklicherweise brachte ihn der Fahrer des Begleitfahrzeuges unserer Radfahrergruppe nach Danzig, wo der hiesige Chef des Reiseunternehmens für ihn noch einmal eine Nacht in unserem Hotel reservieren konnte. Eine Nacht, wohlgemerkt! In Danzig war Sommerfestival, wir erinnern uns, und damit kein Bett frei. Er hat in dieser Nacht kaum geschlafen, die Gedanken drehten sich im Kopf. Schließlich rief er früh um halb eins sowohl die Auslandsreisekrankenversicherung und meine Krankenkasse an, um zu hören wie man mich nach Deutschland und in die Charité bringen könnte. Glücklicherweise sind beide Einrichtungen rund um die Uhr besetzt, und glücklicherweise ist es kein Problem mehr, von Polen aus nach Deutschland anzurufen. Es lebe die EU! Wieder und wieder!

Ich habe nämlich einmal während einer Dienstreise nach Vietnam einen Ohrenarzt benötigt. Gemeinsam mit zwei Kollegen und 15 Studierenden war ich im Herbst 2007 in Hanoi und Umgebung, um dort die Bedingungen für eine ökologische Landwirtschaft zu erforschen. Plötzlich bekam ich wahnsinnige Ohrenschmerzen und konnte nichts mehr hören. Was tun? Unser vietnamesischer Kollege Thang wusste Rat. In Hanoi gibt es ein sehr gutes Vietnamesisch-Französisches Hospital. Thang brachte zunächst mich hin – und zwar auf seinem Moped. Mein Kollege Karl als Begleiter wurde von Thangs Sohn chauffiert. Auch per Moped natürlich. Draußen tobte der laute vietnamesische Alltag, hinter der Hospitalpforte herrschte schon mal wohltuende Ruhe. Und als ich 100 US-$ „Eintrittsgeld“ auf den Tresen der Rezeption gelegt hatte, durfte ich passieren und wurde von einem englischsprachigem Arzt wunderbar behandelt. Dank der Auslandsreiseversicherung bekam ich das Geld in Deutschland zurücküberwiesen. Aber erst einmal hatte ich zahlen müssen.

Das war in Polen, dank der EU, unproblematisch. Krankenkasse und Auslandskrankenversicherung gaben ihr Okay unter der Bedingung, dass der polnische Arzt bestätigen würde, dass ich tatsächlich erstens so krank und zweitens transportfähig wäre. Allein dieses Telefonat von Arzt zu Arzt zustande zu bringen, dauerte mindestens anderthalb Tage. Immer wenn der polnisch sprechende Arzt aus Deutschland in Danzig anrief, ging der Ruf ins Leere. Ich merkte, wie es ist, wenn niemand deine Sprache spricht: Du bist Luft, völlig unsichtbar für alle. Es funktionierte nur der Ruf „Tualet" von mir, dann wurde wieder eilig die Bettpfanne für das Wasserlassen gebracht. Und natürlich wurden mir die Mahlzeiten hingestellt, auf die ich aber keinen großen Appetit hatte.

Überhaupt bekam ich von den Bewegungen im Patientensaal nur alles sehr gedämpft mit. Dieser leichte Dämmerzustand kann auch eine Folge des Cortisolmangels sein. Wahrscheinlich habe ich dort schon eine beginnende Krise gehabt. Ich hatte zwar den Ärzten vor Ort den Notfallausweis gezeigt, aber im Krankenblatt stand nichts von einer Cortisoninfusion. Dabei ist bei einem Wirbelbruch gerade in der Akutphase eine deutlich höhere Cortisoneinnahme notwendig. Ich wurde über einen Infusionsständer und einen Zugang oder eine Flexüle, wie der medizinische Begriff ist, im Arm mit einem „Painkiller", wie ihn Schwester Beata nannte, schmerzarm und gleichzeitig abwesend gestellt. So machten mir weder die laute und ständige Telefonitis sowie die zahleichen lautstarken Besucher der dicken Dame im Bett gegenüber, noch die Anfälle der ausgezehrten Patientin neben mir etwas aus. Mein Mann meinte bei seinen Besuchen jedes Mal, er würde verrückt werden, wenn er hier liegen müsste. Naja, ein Krankenhaus ist kein Hotel. Ich dagegen lag und wartete, dass ich endlich abgeholt würde.

Ich war auch die ganze Zeit startbereit, da ich immer noch die Sachen anhatte, in denen ich zur Radtour aufgebrochen war. Lediglich den BH hatte man herausgefingert, als es zum MRT ging, damit die Metallbügel nicht die Aufnahme störten. Schwester Beata, eine sehr adrette Schwester mit blondem Haarknoten war die einzige, die etwas Englisch konnte und ich war sehr froh, wenn sie Dienst hatte.

Endlich war der dritte Tag angebrochen, der Tag, an dem ich morgens abgeholt werden sollte. Es war mittlerweile für mich höchste Zeit, da ich mich nur unter größten Schmerzen – eigentlich überhaupt nicht – bewegen konnte. Ich quälte mich schrecklich und ich war auch zunehmend psychisch angeschlagen. Eine wichtige Erfahrung war, dass ich mit einer doppelten Hydrocortisongabe einigermaßen auskam. In meinem polnischen Arztbrief, den ich mir später mittels DeepL übersetzte, stand zwar „Hypophyseninsuffizienz" vermerkt, aber ich kann mich nicht erinnern, dass ich eine Cortisoninfusion bekommen hätte. Deshalb kann es auch sein, dass mein Dämmerzustand nicht nur den „Painkillern" geschuldet war, sondern seine Ursache im zu niedrigen Cortisolspiegel des Körpers hatte. Ich dämmerte einer Addison-Krise entgegen...

An diesem letzten Morgen im Kopernikus-Krankenhaus gab es noch einen besonderen Moment. Der Geistliche, der wie jeden Tag kam, um die Patientinnen zu segnen, überwand sich selbst an diesem Morgen. Während er sonst immer nur an meinem Bett vorbeihuschte, nachdem er mit den anderen Frauen gebetet hatte, blieb er heute an meinem Bett stehen. Er blickte auf das Häufchen Elend im Safari Look und – O Wunder, er sprach ein Gebet für die Falschgläubige und segnete mich! Jetzt könnten die Rettungssanitäter wirklich kommen. Sie kamen nicht, dafür alle naselang der Chefarzt, der sich nach dem Stand der Dinge erkundigte und zu dem ich schließlich wimmernd sagte, dass er mich nun operieren könne. „No, no – it's no more my cup of tea!", war die Antwort. Und kurz danach hörte ich deutsche Stimmen. Sie waren da! Die Rettungssanitäter von den Maltesern waren gekommen!!

Ich war am Ende meiner Kräfte und sagte nach der ersten Begrüßung, dass sie keinen Moment später hätten kommen dürfen, ich hätte den Arzt schon nach einer Operation gefragt. Daraufhin kam prompt im dicksten Berlinisch und entsetztem Tonfall von den beiden unisono: „Sie wollten sich doch nicht von den Polen operieren lassen!" Doch, hätte ich! Die Diagnose war korrekt und die Ausstattung wie in Deutschland, und die Ärzte waren ebenfalls kompetent und deshalb vertrauenerweckend. Aber Muttersprache ist als Kommunikationsmittel, wenn man mit einer seltenen Erkrankung geschlagen ist, vielleicht doch ein Pluspunkt.

Und nun ging alles ganz schnell. Ich wurde auf eine Spezialtrage umgeladen, lag zusätzlich in Styroporkügelchen wie ein zerbrechliches Geschenk, der deutsch-jordanische Notarzt übernahm von seinem polnischen Kollegen die Unterlagen und dann kam für mich völlig überraschend ein herzlicher Abschied von Schwester Beata, die sich über mich beugte und mir ganz aufgeregt in ihrem wunderbaren polnischem Englisch sagte: „Please, come back to Gdansk! I invite you!“ Ist das nicht zauberhaft?

Ich wurde in den Krankenwagen mit Spezialaufhängung verladen, bekam noch einen neuen Tropf mit meinem „Painkiller“, und mein Rettungswagen-Notarzt fragte mich hoffnungsvoll, ob ich die Fahrt ohne Wasserlassen durchhalten würde. Dann durfte auch mein Mann dazu steigen, da unsere Reisetaschen nicht so viel Platz wegnahmen. Da der eine Sanitäter wie ich am 5. August Geburtstag habe, versprach er mir, dass wir auf schnellstem Weg nach Berlin fahren würden. Und das machten sie auch! Mit Blaulicht und Signalhorn fuhren wir in knapp acht Stunden nach Berlin. Es gab nur eine kurze Zigaretten- und Toilettenpause für die Männer in Stettin an der Tankstelle. Ich lag die ganze Zeit zugedröhnt eingehüllt in Styropor auf meiner Trage, die sanft schaukelte und mein Mann und der Notarzt unterhielten sich über Politik und Gott und die Welt.

Gegen 17:00 Uhr waren wir in Berlin am Bettenhochhaus der Charité. Ich wurde ausgeladen und in die 14. Etage gefahren, wo die Orthopädie beheimatet ist. Ein bisschen wunderte ich mich, dass ich vom Schwesternpersonal nicht in Weiß, sondern in zartgelben Schutzanzügen empfangen wurde. Egal, ich bat inständig darum, ein Einzelzimmer zu bekommen, die Schwestern sprachen beruhigend, wie mit einer nicht ganz Zurechnungsfähigen mit mir: „Ja, natürlich bekommen Sie ein Einzelzimmer!“ Sogar eins mit „Flur“.

Erst später, als ich wieder klar denken konnte, realisierte ich, dass ich, da ich aus einem anderen Krankenhaus kam und man das Einschleppen fremder Krankenhauskeime verhindern wollte, in ein Isolierzimmer verlegt wurde und dort auch in den Tagen nach der Operation bleiben konnte. Jetzt war ich in der Heimat angekommen, aber es gab zunächst eine Hiobsbotschaft: In der Charité sollte gestreikt werden! Ab Dienstag. Jetzt war Freitag und ich bettelte darum, dass ich noch am Montag auf den OP-Plan kommen könnte. Zum Glück klappte das dann auch. Am Montagmorgen wurde ich abgeholt und zum Vorbereitungsraum für die Operation gefahren. Vorher, ganz wichtig!, gab es noch eine Abstimmung mit der Endokrinologie, welche Hydrocortison-Dosis für den Operationstag zu geben sei. Das passierte dann nicht mehr über Tabletten, sondern als Infusion. Noch im Fahrstuhl aus der 14. Etage zum Trakt der Operationssäle meinte die

Pflegerin, ob ich auf eine andere Liege wechseln könne und als ich sagte, dass ich einen Wirbelbruch hätte, meinte sie entsetzt, ich soll bloß liegenbleiben.

Ich wurde in einen Vorbereitungsraum gebracht. Hier war es kalt. Ich fror schrecklich und musste dringend auf die Toilette und konnte niemanden um eine Bettpfanne bitten, da ich hier mutterseelenallein lag, umgeben von völliger Stille. Gefühlt eine Ewigkeit, so dass meine Phantasie ansprang und ich verzweifelt dachte: Die haben dich vergessen. Es wird Nacht werden und du liegst immer noch hier! Dann war mir, als ob ich im Nebenraum ein Geräusch hörte. „Hallo, Halloo!", rief ich zaghaft und kam mir dabei unsäglich blöd vor. Aber nein, um die Ecke schaute tatsächlich der grün verhüllte bebrillte Kopf einer Schwester, die munter sagte: „Keine Sorge, es geht gleich los!" Und das ging es, angesichts der fröhlichen Operationsschwestern fasste ich wieder Vertrauen und bewunderte noch den schicken neuen Operationssaal – und dann fand die Operation wieder ohne mich statt, da ich in die Narkose abglitt.

Erstaunlich für mich war, wie schnell ich nach solch einer schweren Operation wieder aufstehen musste und auch konnte. Ich hatte jetzt zwei Metallstäbe, gehalten von acht soliden Schrauben im Rücken, die den angebrochenen Wirbel überbrückten. Einen besonderen Service gab es für mich noch. Dr. R. kümmerte sich rührend um mich, er besuchte mich fast jeden Tag für ein paar Minuten auf der Station und schrieb mir auf den Abendbrotzettel die Medikation von Hydrocortison für die nächsten Tage auf.

Es war ungeheuer beruhigend für mich, ihn an meiner Seite zu wissen. Überhaupt waren auch hier die Schwestern sehr hilfsbereit und halfen mir beim Waschen, da ich noch nicht richtig beweglich war und kein Wasser an die Operationswunde gelangen durfte. Das war ein wunderbares Gefühl, sich wieder richtig sauber zu fühlen! Ich hatte ja seit Tagen dazu keine Gelegenheit gehabt, weil ich ja nicht aufstehen konnte. Einzig die Diätassistentin, die das Essen brachte, verdunkelte mein Gemüt, indem sie meinte: „Die Wirbelsäule ist heilig! Die darf nicht gebrochen werden!" Spater horte ich von meinen beiden Physiotherapeutinnen die folgenden unterschiedlichen Ansichten: Die eine meinte: „Der Rücken, also die Wirbelsäule, das ist Physik, das heilt wieder, aber Ihre Hypophyseninsuffizienz – das ist wirklich übel!" Beim nächsten Behandlungstag sagte die andere Physiotherapeutin: „Bezüglich Ihrer Hypophyseninsuffizienz sind Sie ja gut medikamentös eingestellt, damit können Sie leben – aber ein gebrochenes Rückgrat ist wirklich eine ernste Sache!"

Noch war ich aber auf Station. Ich freute mich, als mich Familie, Freunde und Kollegen besuchen kamen. Die waren ziemlich geschockt, mich wieder so „auf Anfang" vorzufinden. Die Operateure hatten meinen Rücken zudem nicht unbedingt mit einer Ziernaht zugenäht, was ziemlich abschreckend aussah.

Mein Mann brauchte sehr lange, ehe er wagte mich wieder zu umarmen. Er dachte immer, er würde dabei etwas kaputt machen. Ich wollte aber nach vorn schauen und hatte tiefes Vertrauen, dass alles wieder gut werden würde. Bei meinen Besuchern versuchte ich immer etwas Normalität hineinzubringen, indem ich ihnen den Anblick meines reparierten Rückens ersparte und dafür auf die wunderbare Aussicht aus meinem Fenster im 14. Stock mit Blick auf den Hauptbahnhof, das Regierungsviertel und das Tempodrom hinwies; aber ich weiß nicht, ob mir das immer so geglückt ist.

Nach einer Woche wurde ich entlassen und wieder mit meinem Königin-von-Saba-Stuhl die 110 Stufen hoch in unsere Wohnung getragen. Das Ganze von vorn: Wieder mindestens eine Woche nur in der Wohnung „gefangen" und dann vorsichtig Treppensteigen üben. Außerdem bekam ich von meinem Orthopäden nicht nur regelmäßige Physiotherapie, sondern auch Rehabilitationssport verschrieben. Beides war sehr wichtig für mich, da ich zum einen unter ständigen Verspannungen litt. Andererseits wollte ich unbedingt wieder Muskeln aufbauen und selbst etwas für meine Beweglichkeit tun. Ich kam irgendwann ganz gut zurecht, hatte aber in dem Jahr, in dem meine Wirbelsäule heilen sollte, dauernd Schmerzen. Dauernd! Da halfen nicht mal die vielen verschiedenen Arten von Schmerztabletten, die ich im neueröffneten Schmerzzentrum der Charité verschrieben bekam. Die Statik war eben beeinflusst, was man sich vorstellen kann, wenn man das Bild von meinem „genagelten" Rücken und das Bild mit den Stäben und Schrauben sieht, die erst ein gutes Jahr nach dem Einbau wieder entfernt wurden.

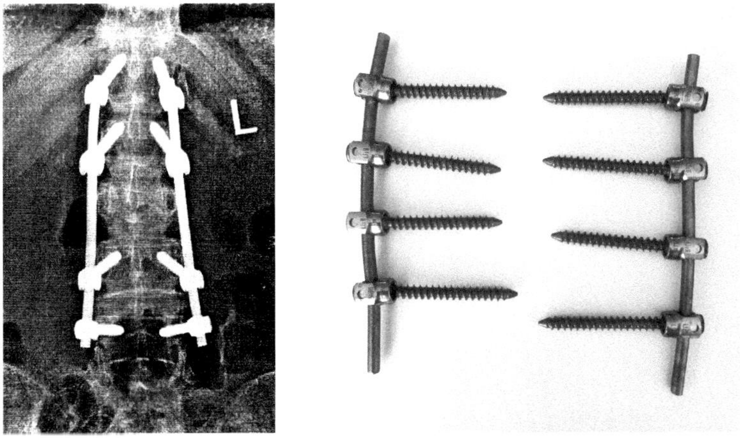

(a) Röntgenbild (b) Schrauben

Abbildung 13.1: Stabilisierung der Wirbelsäule

Eigentlich tröstete mich die ganze Zeit nur die Aussage meines exzellenten Orthopäden Dr. B., der mir versicherte, dass nach dem „Rückbau" die Schmerzen verschwunden sein wurden. Und so war es auch. Die dazu notwendige Operation in einem anderen Krankenhaus erlebte ich schon fast routiniert. Dennoch betete ich den Ärzten und Anästhesisten immer wieder vor: „Ich habe eine Hypophyseninsuffizienz, ich benötige eine Hydrocortisoninfusion vor, während und nach der Operation."

Also, man kann durchaus auf Reisen gehen und muss dabei nicht unbedingt einen Unfall haben. Wenn man ihn hat, dann kostet er auch nicht das Leben. Man braucht auch nicht unbedingt solch einen Schutzengel, wie ich ihn in der Person von Dr. R. hatte, sondern kann mit der entsprechenden Dosierung, wie sie auf dem Notfallpass beschrieben ist, die Situation gut bewältigen.

Meine lebenspraktische Friseurin Annette J. fasste die ganze Geschichte mit den lapidaren Worten zusammen: „Und was wollte Ihnen das Schicksal damit sagen?", um gleich die Antwort anzuhängen: „Sie sind immer noch zu schnell!"

14 Akzeptanz der Erkrankung – Vom Wunsch „normal“ sein zu wollen und der Realität

Wenn Sie das Leben kennen, geben Sie mir doch bitte seine Anschrift

(Jules Renard)

Vielleicht nicht vorstellbar – aber zunächst fiel es mir nicht allzu schwer, die Erkrankung zu akzeptieren. Der Blick in den Spiegel sagte mir: He, du bist immer noch du. Es ist nichts „Schlimmes“ passiert, weil nichts zu sehen ist. Ich sitze nicht im Rollstuhl, ich habe keine äußerlich sichtbaren Narben (nimmt man die Narbe am Oberschenkel mal aus). Andererseits fiel es mir doch sehr, sehr schwer einzusehen, dass bestimmte Dinge von nun an einfach nicht mehr möglich sind. Wenn man dem Leben so zugewandt ist wie ich bzw. seinen Körper so selbstverständlich benutzt hat wie ich, dann scheint es schier unmöglich eine solche Erkrankung bzw. die Schwere einer solchen Erkrankung überhaupt anzuerkennen. Ich habe vorher Tabletten eher gelegentlich genommen, weil ich sie entweder vergessen habe oder insgeheim auf die Selbstheilungskräfte meines Körpers vertraute; getreu den Worten von Heinrich Heine (?): „Ich bin krank. Ich gehe zum Arzt. Der verschreibt mir Medikamente. Ich nehme sie nicht – und werde gesund.“ (mein Orthopäde meinte, das könnte auch seine Mutter gesagt haben).

Solch eine unbekümmerte Haltung ist bei einer Hypophyseninsuffizienz undenkbar. Jetzt ist die morgendlichen Einnahme der Hydrocortison-, L-Thyroxin- und DHEA-Tabletten unmittelbar nach dem Aufstehen und mindestens eine halbe Stunde vor der ersten Mahlzeit eine lebensnotwendige Selbstverständlichkeit (lebensnotwendig gilt für das Hydrocortison und das L-Thyroxin).

Es dauerte lange, bis ich das in seiner vollen Bedeutung akzeptieren konnte. Außerdem war ja da immer noch die Hoffnung, dass sich die Hypophyse wieder berappeln und ihren Dienst an mir wieder aufnehmen würde. Aber das konnte ich bald vergessen. Es war ein schwerer Schlag für mich, nicht mehr die „Siegerin" sein zu können. Früher war mein Bild vom Leben immer ein wunderschönes weißes Pferd, das mit wehender Mähne ungebremst und durch nichts aufzuhalten über die Steppe galoppierte. Jetzt machte mir mein Körper deutlich klar, dass es sehr wohl Grenzen gibt – die ich vor allem respektieren MUSS, um am Leben zu bleiben und nicht nur, um ein neues Leben zu führen. Auch wenn ich jetzt zu nur 0,04 % der deutschen Bevölkerung von chronisch kranken Menschen mit dieser seltenen Erkrankung gehöre, gehöre ich dazu. 0,04 % – das sind 400 von 1 Million Menschen! Um sich diese Größenordnung zu veranschaulichen, stellen Sie sich einfach das Fußballstadion von Holstein Kiel vor. Das hat etwas über 10 000 Plätze. Wenn hier ein Spiel stattfindet und alle Plätze sind besetzt, sitzen unter den 10 000 Zuschauern 4 Leute mit einer Hypophyseninsuffizienz.

Das war für mich mental sehr schwierig zu verarbeiten. Die „Festplatte" mit den antrainierten Lebensgewohnheiten im Kopf heißt nicht umsonst FESTplatte. Manche Dinge konnte ich leichter verabschieden, andere schwerer. Zu den allerleichtesten gehörte für mich, keine Horoskope mehr zu lesen. Ich verbrachte und verbringe jetzt noch viel Zeit in Wartezimmern, wo dort in nahezu jeder bunten Zeitschrift auf mindestens einer Seite steht, was die Sterne für die kommende Zeit voraussagen. Natürlich weiß ich als Naturwissenschaftlerin, dass Horoskope ausgedachte Unterhaltung sind, aber mal ehrlich – jeder hat doch wohl irgendeine kleine „unwissenschaftliche" Schwäche, sei es für einen Talisman, für sein Sternzeichen oder eben für ein Horoskop. Diese Seiten in den bunten Zeitungen in den Wartezimmern meiner Ärzte überblättere ich jetzt sofort. Eigentlich sind Horoskope ja so aufgestellt, dass sie der Leserin positive Rückmeldung geben. Gewissermaßen ein mentaler Schubser in die

Richtung, dass man alles bewältigen kann. Was aber, wenn durch die hormonellen Dysbalancen echte psychische Probleme entstehen? Wie geht man damit um, wenn man selbst bei Hydrocortisonsubstitution durchschnittlich gereizter und unruhiger ist und eine schlechtere Lebensqualität im Vergleich zu gesunden Menschen hat. Ursache dafür, so wird vermutet(!), könnten die mit dem Cortisolmangel verbundenen Phasen der Unterzuckerung sein oder eine verminderte Durchblutung durch zu niedrigen Blutdruck. (Athanasoulia et al. 2015: 16) Bestimmte Symptome sind glücklicherweise irgendwann verschwunden, andere schwächten sich mit der Zeit ab.

Am Anfang hatte ich zum Beispiel eine unglaubliche Wetterfühligkeit. Ich konnte mir quasi die spannende, weil täglich neue Frage „Wie wird das Wetter?“ sparen. Mein Kopf signalisierte sehr schmerzhaft, wenn sich ein Hoch- und ein Tiefdruckgebiet abwechseln wollten. Das hatte ich schon einmal erfahren, als mein Hallux operiert wurde. Der Hallux Valgus ist eine Verformung des Fußskeletts, von der vor allem Frauen betroffen sind. Die Korrektur dieser Fehlstellung ist mittlerweile eine Routineoperation. Ich musste damals nach meiner Operation immer an die Erzählungen von Kriegsveteranen denken, bei denen bei bestimmten Wetterlagen Narben oder Gelenke ebenfalls schmerzten. Glücklicherweise war diese Erscheinung irgendwann vorbei. Was mir bis heute manchmal (!) zu schaffen macht, sind schlechte Merkfähigkeit, manchmal sogar Wortfindungsstörungen.

Bei letzteren fällt mir immer eine Szene aus dem Film „Still Alice – Mein Leben ohne gestern“ ein: Die Protagonistin ist Hochschullehrerin und während eines wichtigen Vortrags fällt ihr partout ein Wort nicht ein. Sie überspielt die Situation mit einem Scherz, ist aber zutiefst erschrocken. Für die Darstellung einer an Alzheimer erkrankten Frau bekam Juliane Moore 2015 den Oscar. Na ja, ich habe ja nicht Alzheimer... Und ganz so massiv wie Claudia Feltger sie beschreibt, ist die Vergesslichkeit bei mir nicht. Wer mich nicht kennt, merkt das gar nicht. Die wissen ja auch nicht, wie viel Merkfähigkeit ich vorher hatte. Aber mir fällt es auf: Ich, die ich vorher alle Namen meiner Studierenden kannte, musste jetzt manchmal überlegen, wie mein Student noch mal heißt, dessen Arbeit ich betreue. Das trat natürlich nur dann auf, wenn sich der Betreffende sehr viel Zeit mit der Bearbeitung gelassen hat. Dann sind es z. B. die Vornamen von Kollegen, die mir partout nicht einfallen wollen. In manchen Gesprächsrunden schaltet mein Kopf einfach ab, wenn mir das Gesagte anscheinend zu belanglos erscheint. Dann habe ich zwei Ohren: zum einen rein und zum anderen wieder raus. Flüchtigkeitsfehler beim Schreiben oder die Überlegung „Wie schreibt man dieses Wort?" beunruhigen mich dagegen sehr. Wenigstens gibt es Rechtschreibprogramme oder den Duden im Internet, und dann kann ich mich immer noch mit den Regeln der Neuen Rechtschreibung herausreden.

Selbstbeschwindelung ist allerdings nicht mein Ding. Vor mir bin ich schonungslos ehrlich. Manchmal erschrecken mich vorliegende Studien, wie viele Symptome es gibt, mit denen sich die Erkrankung bemerkbar machen kann ... *wie Erschöpfung (Prävalenz in 70 % der Ereignisse), Übelkeit (41 % der Ereignisse), Durchfall (29 % der Ereignisse), Hypotonie (20 % der Ereignisse), Symptome einer Hypoglykämie (17 % der Ereignisse), Erbrechen (16 % der Ereignisse), andere Symptome (20 %) wie zum Beispiel Muskelschmerzen, Schwindel, Palpitationen*[1]*, Arthralgien*[2]*, Kopfschmerzen, depressive Symptome und weitere Symptome, die mit der zugrundeliegenden Erkrankung assoziiert sind.* (Spinnler 2016: 63)

Kurzum: Nicht mein Wollen oder Wünschen, sondern die Erkrankung bestimmt nun sehr viele Aspekte meines Lebens. Das beginnt mit dem Tages- und Wochenrhythmus der Medikamenteneinnahme. Die Einnahme der Hormontabletten, bei mir vier verschiedene Arten, das Wachstumshormon, das allabendlich gespritzt werden muss und das weibliche Sexualhormon, das morgens als Gel aufgetragen werden muss, sind notwendige tägliche Routine. Wöchentlich kommt noch am Sonntag eine Vitamin-D-Kapsel hinzu. Zudem muss ich in Stresssituationen verantwortlich mit mir umgehen und rechtzeitig entscheiden, ob ich die Dosis Hydrocortison erhöhen muss, damit die Wirkung rechtzeitig nach einer guten halben Stunde eintritt. Das Nothilfeset mit einer Notfallspritze muss immer dabei sein. Ganz wichtig ist es, auch zu schauen, welche Hilfe man noch im Umfeld bekommen kann. Bei vielen Betroffenen ist die Leistungsfähigkeit nach der Erkrankung so stark eingeschränkt, dass sie nur noch verkürzt oder gar nicht mehr arbeiten können.

[1] Die bewusste Wahrnehmung der Herzschläge

[2] Schmerzhaftigkeit eines Gelenks, zum Beispiel morgens beim Aufstehen

Ich hatte Glück, weil sich meine Leistungsfähigkeit auf ein durchschnittliches Maß einpendelte und ich zudem meine Arbeit weitestgehend selbst einteilen konnte. Ich war vor der Erkrankung überdurchschnittlich belastbar und hatte kein Problem mit der Erfüllung vieler unterschiedlicher Aufgaben in kurzer Zeit. Ein schönes Beispiel, wonach Frauen bestens Multitasking geeignet sind. Multitasking ist so schon eine fromme Illusion, wie wissenschaftliche Studien nachgewiesen haben.[3] Jetzt merkte ich es an mir selbst, dass ich nicht mehr in der Lage war, mehrere Aufgaben gleichzeitig zu erledigen. So gesehen ist es schon kurios, wie das Leben der beste Lehrmeister sein kann. Gegenüber den Studierenden habe ich sehr gern (und oft) die erste Regel des Zen erwähnt: „Tue das, was du tust!" Ich habe mich selbst eher selten daran gehalten. Jetzt bin ich zur Achtsamkeit gezwungen. Außerdem habe ich es nicht mehr so tragisch genommen, wenn Termine nicht mehr eingehalten werden konnten. Das hat mein preußisches Pflichtgefühl früher gar nicht zugelassen. Jetzt dachte ich immer: Was ist wirklich wichtig? Ist doch eigentlich nicht schlecht, oder?

Glücklicherweise ist man in einer großen betrieblichen Einrichtung nicht allein auf sich gestellt. So gibt es zum Beispiel eine Schwerbehindertenvertretung, die Interessen behinderter Menschen und von Menschen mit schweren Erkrankungen vertritt. Die darin arbeitenden Vertreterinnen haben wirklich ein offenes Ohr für die Situation einer Betroffenen und haben mich vorbehaltlos und konstruktiv unterstützt, im Arbeitsleben wieder Fuß zu fassen. Nach meinem unglückseligen Wirbelbruch und der anschließenden Operation erfuhr ich auf Nachfrage, dass ich ein sogenanntes betriebliches Eingliederungsmanagement in Anspruch nehmen könnte und sollte. Ich fühlte mich zunächst ein bisschen g'schamig, weil ich doch in meinem Selbstverständnis so eine Macherin bin. Dann war es aber absolut okay. Der Schwerbehindertenvertreter der Uni lud meinen Fachvorgesetzten zu einem gemeinsamen Treffen ein. Auf diesem Treffen haben wir zunächst alle Fragen besprochen. Es wurde schriftlich festgelegt, dass ich an einem Tag der Woche zu Hause arbeiten konnte. Außerdem konnte ich eine Abminderung des Lehrdeputats beantragen. Lehrdeputat ist der Begriff für die Anzahl der Vorlesungen, die

[3] In: `https://paedagogik-news.stangl.eu/multitasking-eine-illusion/`, Zugriff am 4.11.2019

ein Wissenschaftler in einem Semester halten muss. Zudem wurde vereinbart, dass ich immer nur zwei Vorlesungsstunden am Stück zu halten brauchte. An den Universitäten haben sich nämlich vier Stunden hintereinander eingebürgert. Das ist schon hart für Studierende aber auch für Lehrende, selbst wenn die Hochschullehrerin voll leistungsfähig ist. Wenn man jedoch nicht mehr so fit ist, dann ist es eine zusätzliche Anstrengung, eine gute Lehrveranstaltung zu halten. Stellen Sie sich vor, dass die Erstsemester, also die Studierenden, die neu an die Universität gekommen sind, von morgens um 8 bis abends um 18 Uhr Vorlesungen haben. Und meine Lehrveranstaltung Agrarökologie, obschon spannend und interessant, lag nun auch noch in der „Stunde der toten Augen", also von 12–16 Uhr. Da kann ich noch so tolle Entertainer-Qualitäten haben – Studierende und Dozentin unterliegen gleichermaßen dem chronobiologischen Rhythmus. Eine zweistündige Vorlesung lässt sich dagegen besser in diesen Tagesablauf einbetten und garantiert tatsächlich eine Wissensvermittlung.

Solche Möglichkeiten, wie das BEM und natürlich das Hamburger Modell, soll man unbedingt wahrnehmen. Es nutzt niemandem, wenn man sich in falschem Stolz aufopfert. Die Folgen der Erkrankung wie z. B. leichte Ermüdbarkeit und Konzentrationsschwäche holen einen sowieso ein. Allerdings sind die beruflichen Lösungen dann manchmal auch etwas schräg.

Im Jahr meiner Erkrankung und Operation, die ja im Frühjahr waren, bat ich nach meinem Wiedereinstieg ins Arbeitsleben darum, mich von meiner Hauptvorlesung im Wintersemester zu entlasten. Die konnte und wollte ich mir noch nicht zumuten. Leider gab es keine Fachvertretung für mich. Der Kollege vom Prüfungsamt und der Studienverantwortliche an der Fakultät waren ratlos. Da kam der Studienverantwortliche auf die glorreiche Idee, die Vorlesung in diesem Jahr einfach ausfallen zu lassen. Die Studierenden hätten ja fünf Jahre Zeit, sich für die Vorlesung einzuschreiben. Das mussten sie auf jeden Fall, denn es war eine Pflichtvorlesung. Gesagt, getan. Ich hatte „nur" meine Vorlesungen im Masterstudium zu halten, wo weniger Studenten im Hörsaal sitzen und die Prüfungen deshalb überschaubarer sind.

Dafür kam die Überraschung im Wintersemester des nächsten Jahres! Der riesige Hörsaal platzte aus allen Nähten, weil die pflichtbewussten Studierenden natürlich die erstbeste Gelegenheit wahrnahmen, um das Fach zu belegen und abzuschließen. So hatte ich plötzlich die doppelte Anzahl der Studierenden in der Vorlesung und vor allem in den Prüfungen. Tja, man kann seinem Schicksal nicht entrinnen. Zu dem Zeitpunkt war ich dann Gott sei Dank schon fitter als im Jahr zuvor.

Allerdings ist selbst die eigene Akzeptanz der Erkrankung ein langer Weg und geschieht nicht von heute auf morgen. Man muss allmählich und konsequent seine „Festplatte" im Gehirn umprogrammieren, auch wenn es nicht leicht fällt. Ich fühlte mich immer als die Verantwortliche in der Familie, die älteste Tochter und große Schwester. Und jetzt war ich plötzlich die Schwache und hatte mich in erster Linie um mich selbst zu kümmern und nicht mehr um andere. Und die Familie, vor allem mein Mann Ulrich und mein Sohn Kai, sowie die Freundinnen und Freunde wurden noch wichtiger für mich als vorher. Irgendwie nicht mehr so selbstverständlich, sondern besonders wichtig. Meine Schwägerin Gabi rief zum Beispiel in den akuten Phasen fast täglich bei ihrem Bruder, meinem Mann, an, um sich nach dem aktuellen Stand meines Befindens zu erkundigen. Meine Kollegin-Freundin Annette signalisierte über ihre ebenfalls beinahe täglichen Whatsapp-Nachrichten: Du bist nicht allein! Meine Freundin Ute kam im Sommer nach Berlin, um mich ein paar Tage zu besuchen. Und und und... Ein solches Netz zu haben ist sehr, sehr wichtig!

Zum Eingeständnis meiner neuen Situation gehörte auch die Beantragung einer Anerkennung als Schwerbehinderte, obwohl ich das mit meinem Selbstverständnis als „Macherin" zunächst nicht vereinbaren konnte. Ich erinnere mich, wie mir die Sozialdienstmitarbeiterin unmittelbar nach der Tumoroperation und noch im Krankenhaus riet, ich solle unbedingt eine Schwerbehinderung beantragen. Das tat ich auch, aber eher folgsam und noch nicht ganz bewusst. Ich wollte ja eigentlich wieder ganz fit werden. Dabei wusste ich noch nicht, wie schwierig und langwierig dieser Weg ist. Am Ende wurden eher meine kämpferischen Kräfte wieder geweckt und das war vielleicht auch gut, weil Passivität nicht unbedingt gesundheitsfördernd ist –

Geduld haben schon. War ich vorher der Typ „Schnell und Sofort“, musste ich jetzt meinem Körper und meiner Seele Zeit geben. Das hat mich schier verrückt gemacht und mehr als einmal habe ich meinen Ärzten und Therapeuten erklärt, dass ich, als der Liebe Gott diese Talente verteilt hat, NICHT „hier“ gerufen habe. Geduld brauchte ich auch bei der Anerkennung der Schwerbehinderung, die für diese Art der Erkrankung nicht so ohne weiteres erteilt wird. Hier kann ich aus meiner eigenen Erfahrung nur sagen, dass man nicht aufgeben soll. Ich dachte dabei immer an die Anekdote von Winston Churchill, wo er schon im hohen Alter als Ehrengast eine Rede vor Schulabgängern halten sollte. Als Sir Winston endlich dran ist, steht er schwerfällig auf, geht zum Rednerpult und sagt nur einen Satz: "Never, Never, Never, Never give up!“ Dann ging er zurück zu seinem Platz und setzte sich. Viermal „nie aufgeben“ – das ist mehr als deutlich!

Ein Problem für die anfängliche Nichtanerkennung durch das Amt war sicher die Seltenheit der Erkrankung. Also unbedingt darauf bestehen, dass man bei einer Ablehnung das Gutachten einsehen will. Dazu meldet man sich in Berlin im Landesamt für Gesundheit und Soziales (LaGeSo) bei der zuständigen Sachbearbeiterin an und bekommt die Schriftstücke zum Lesen ausgehändigt. In meinem Fall fielen mir als erstes die Unterschrift und der Stempel des Gutachters auf: ein Allgemeinmediziner im Ruhestand! Hammer! Meine Neurochirurgin, die sonst berufsbedingt immer sehr rational und sachlich argumentiert, war ebenfalls verblüfft: „Das kann doch nicht wahr sein! Der Kollege hat doch gar keine Ahnung von dieser Erkrankung!“ Also: Widerspruch eingelegt. Und das ein paar Mal. Nicht aufgeben, denk an Sir Winston, lautet die Devise! Das war dann schon eine Frage der Ehre bei mir. Ich glaube, schlussendlich zählte das Gutachten der Psychologin, bei der ich eine Weile Patientin war, damit ich mit der neuen Situation klar komme. Jedenfalls habe ich den Ausweis über 50 % Behinderung schließlich nach einem halben Jahr bekommen. Er hat für mich und für andere meinesgleichen vor allem auch einen psychologisch wichtigen Effekt. Man hat einen Schutzstatus: man ist unkündbar, bekommt fünf Tage Zusatzurlaub im Jahr und kann früher in Rente gehen. Ein kleiner weiterer positiver Effekt ist für mich, dass ich in vielen Museen und in manchen Kinos nur ermäßigten Eintritt zu zahlen habe.

Auch im Ausland. So war ich mit meinem Mann in Paris und wurde nach dem Vorzeigen des Ausweises sogar kostenlos ins Pantheon eingelassen (er als Begleitperson ebenfalls). Bei Auguste Rodin musste ich allerdings diskutieren. In dem Museum bin ich übrigens das erste Mal auf die Idee gekommen, meinen Ausweis anzuwenden. Die Schlange an der Kasse für Studierende, Arbeitslose und behinderte Menschen (!) war nämlich deutlich kürzer. Deshalb ging ich dorthin, wurde aber gleich von einem jungen Mann des Aufsichtspersonals angehalten. Er sprach mich an, ich zeigte meinen Ausweis – und er meinte, diese Regelung gelte nur für französische Staatsbürger. Daraufhin schaute ich ihn verblüfft an und sagte zu ihm: „Aber krank ist krank! Und außerdem leben wir im gemeinsamen Land Europa!" Das zog, ich war berechtigt. Er war sicher nur eine Aushilfe – hoffe ich.

Ich habe festgestellt, dass es nicht ehrenrührig ist, sondern durchaus hilfreich, offensiv mit der Erkrankung umzugehen – denn: Man sieht es uns ja nicht an!

15 Ich bin immer noch ich – Das Leben ist schön!

Was machen Sie? Nichts. Ich lasse das Leben auf mich regnen

(Rahel Varnhagen von Ense)

Zeit meines Lebens bestand ich aus höchst beweglichem Geist und einem funktionierenden Körper. Ich war Hochschullehrerin mit Leib und Seele, wie man so schön sagt. Es ist ein Beruf, der wirklich Spaß machen kann, weil man größtmögliche Freiheit bei der Ausgestaltung seines Tagwerks hat, von den Studierenden unmittelbares Feedback bekommt und spannende Themen in der Forschung bearbeiten kann. Beides – Lehre und Forschung – sind dabei nicht an die Heimatuniversität zu Hause in Berlin gebunden, sondern können auch in allen Teilen der Welt erfolgen. Reisen ist meine große Leidenschaft. Wenn ich von einer Reise zurückkam, habe ich noch auf dem Flughafen in Berlin die Anzeigen gescannt und Sehnsucht nach dem nächsten fremden Land verspürt. Jules Vernes Roman „Die Kinder des Kapitän Grant" war mein erstes Buch, das ich als Kind gelesen habe. Später faszinierten mich die Reiseberichte der beiden Polarforscher Roald Amundsen und Frithjof Nansen, aber auch die Aufzeichnungen Alexander von Humboldts. Deshalb war ich auch besonders froh, dass meine Arbeitsstelle die Berliner Humboldt Universität war und ich hier die Möglichkeit hatte, nicht nur in Büchern oder im Urlaub auf Reisen zu gehen, sondern auch abseits von Touristenpfaden, nämlich aus dienstlichen Gründen fremde Länder und interessante Menschen kennenzulernen.

Damit verbunden waren meist abenteuerliche Übernachtungsbedingungen und das Essen war auch nicht wie in einem Urlaubsresort.

Ich habe in Namibia an der Universität in Windhuk, in Kasachstan an der Nationalen Agraruniversität in Almaty, an der Universidad Católica in Quito, Ecuador und in São Paulo und Buenos Aires unterrichtet, dazu noch in vielen anderen Ländern der Welt auf Kongressen Vorträge gehalten. Und ich war mit Studierenden zu Forschungsprojekten auf den Spuren Alexander von Humboldts in Mexiko, habe im brasilianischen Nirgendwo in einem Reservat der Xavantes-Indianer gewohnt, und auf Reisfeldern in Vietnam, die wie Bilder von Pieter Brueghel dem Älteren wirkten, die Anfänge des ökologischen Landbaus erkundet. Das klingt für mich selbst wie ein Traum, denn all das ist Vergangenheit. Große Projekte und Reisen sind nur noch eingeschränkt möglich. Ich muss mit meinen Kräften haushalten und muss vor allem immer die medizinische Versorgungslage im Reiseland berücksichtigen. Aber es sind ja nicht nur die Dienstreisen in die weite Welt, sondern auch der normale Arbeitsalltag ist manchmal zu bewältigen und nicht nur zu erledigen.

Dennoch kann ich sagen und weiß es auch von anderen Betroffenen, dass ich trotzdem immer noch ich bin. Dank der sorgfältigen Einstellung der Medikamente und der regelmäßigen Überprüfung durch meine Ärzte führe ich ein ziemlich normales Leben und konnte sogar bis zum Ende meiner Regelarbeitszeit arbeiten. Da habe ich scheinbar auch Glück. Ich habe mit Betroffenheit die Patienteninformationsbroschüre von Claudia Fegter gelesen. Unter dem Titel „Mein Leben mit einer Hormonstörung, Die Krise als Chance – eine Morbus-Addison-Patientin berichtet", erzählt sie, wie außerordentlich beschwerlich das Leben nach der Erkrankung für sie ist. Sie erinnern sich, Morbus Addison heißt die primäre Nebenniereninsuffizienz. Da ist nicht die Hypophyse, sondern sind die Nebennieren out of order. Claudia Fegter wurde schon mit 46 Jahren berentet. Sie schreibt, dass sie früher ein lebenslustiger Mensch war und jetzt das Alleinsein absolut bevorzugt, weil die Gesellschaft anderer Menschen sie zu sehr stresst und sie oft große Mühe hat, den Tag überhaupt zu bewältigen.

Natürlich gibt es auch bei mir immer Momente, wo sich Stress unerwartet bemerkbar macht, weil ich die Situation gar nicht als so problematisch empfunden habe und dann plötzlich Kopfschmerzen, Schwindel und Schwächegefühl auftreten. Untrügliche Zeichen, dass eine feinstoffliche Nachregelung erforderlich ist, die bei mir über

Tabletten erfolgen muss, weil der Körper selbst es nicht kann. Dann tritt meist nach einer guten halben Stunde Besserung ein und ich bin wieder voll da. Aufkommende Übelkeit erschreckt mich immer noch zutiefst. Deshalb bin ich auch sehr vorsichtig mit Alkohol, wenn wir zu Feiern eingeladen werden. Lieber ein Wasser oder eine Weinschorle bestellen, als einen Kater und vielleicht Erbrechen riskieren! Man kann tatsächlich auch ohne Alkohol fröhlich sein!

Ich treibe auch wieder „richtigen" Sport. Sport habe ich eigentlich immer betrieben. Vor der Erkrankung alles Mögliche – von Tennis über Pilates bis hin zu Yoga. Der Sport war ein wichtiger Ausgleich zu meiner Tätigkeit an der Universität.

Während der Anschlussheilbehandlung in Bad Sülze wurde ich über Aquagymnastik und Bewegungsgymnastik wieder an eine körperliche Kräftigung herangeführt. Dort erfuhr ich auch, dass es ein Anschlussprogramm an die Anschlussheilbehandlung mit dem schönen Namen IRENA gibt. Was wie ein Frauenname klingt, bedeutet „Intensivierte Rehabilitationsnachsorge" und kommt für diejenigen in Betracht, die nach der Reha noch Probleme mit Konzentrationsstörungen, Gangunsicherheiten oder allgemein körperlicher Kräftigung haben. Es ist also ein ganzheitliches Nachsorgeangebot. Ziel ist die Stabilisierung, um im Arbeitsleben wieder fit zu sein.[1] Mir hat dieses Programm sehr geholfen, weil bei der Aufstellung meines Trainingsprogrammes sowohl die neurologischen als auch die körperlichen Defizite beachtet wurden.

Als mein unglückseliger Wirbelbruch im Jahr nach der Hypophysenoperation operiert worden war, bekam ich anschließend Physiotherapie und sogar eine gesonderte Schmerztherapie verschrieben. Beides half nur immer für einen Moment, obwohl sich die mich behandelnden Therapeuten alle Mühe gaben. Die körperliche Statik war durch die Stabilisierung doch sehr beeinträchtigt. Dadurch waren die 15 Monate, während denen die Metallkonstruktion an meiner Wirbelsäule angeschraubt war, eine einzige Zeit der Schmerzen. Abends und nachts war es besonders schlimm. Ich konnte meinen Kopf kaum bewegen, der Nacken war betonhart, obwohl doch die Lendenwirbelsäule die Wurzel allen Übels war. Mir gaben nur die Worte meines

[1] s. a. `https://www.deutsche-rentenversicherung.de/DRV/DE/Reha/Reha-Nachsorge/IRENA/irena_node.html`, Zugriff am 9. 11. 19

Orthopäden Hoffnung: „Wenn Sie das Metall wieder aus dem Rücken haben, sind auch die Schmerzen weg!" Er hatte Recht! Aber bis es soweit war, musste ich die Schmerzen und Verspannungen meines Körpers aushalten. Ich wollte deshalb unbedingt selbst etwas für meine Fitness tun. Zufällig bekam ich von einer Psychologin (!) im Schmerzzentrum der Charité den Tipp, mir eine Verordnung über Rehabilitationssport ausschreiben zu lassen. Das fand ich gut – und mein Orthopäde auch. In der Folgezeit war ich bis zur erneuten Operation zweimal wöchentlich beim „Versehrtensport", wie ich das nannte. Diese Sportstunden finden unter Anleitung eines ausgebildeten Trainers statt. Ort war ein ganz normales Fitnesszentrum im ersten Stock über einem vietnamesischen und einem türkischen Restaurant gelegen. Wenn ich mich zum Erwärmen auf das Ergometer am Fenster setzte, konnte ich nicht nur den Berufsverkehr in der Straße beobachten, sondern wusste auch genau, was der jeweilige Koch gerade brutzelte. Weil sich der Übungsraum für den Rehabilitationssport im Fitnesszentrum befand, waren nicht nur Übungen auf dem Boden, sondern auch an den Kraftsportgeräten möglich. Mein Übungsleiter war ein Kraftpaket mit großer Berliner Klappe, Sonne im Herzen und dem genauen Wissen darüber, was er uns zumuten konnte. Noch heute höre ich ihn sagen: „Und die Mundwinkel gehen nach oben!" Das war immer dann, wenn ihm die Ausführung der Übung durch die anwesenden Damen und Herren Rehabilitanden zu lustlos und mühsam wirkte.

Seit Ende November 2018 ist das Metall aus meinem Rücken heraus. Ich habe nicht schlecht gestaunt, als ich nach der Narkose wieder erwachte und die Schrauben und Stäbe in einem etikettierten Tütchen auf meinem Bett vorfand. Als ich diese meinem Orthopäden zeigte, meinte er beeindruckt: „Wow, Frau Dr. Hoffmann, wissen Sie, wie teuer so eine Schraube ist? Die kostet zwischen 300 und 500 Euro!" Da war ich doch ohne es zu wissen 15 Monate lang richtig wertvoll gewesen und habe nur über meine Schmerzen gejammert. Der Mensch ist doch wirklich nie zufrieden.

Nach einer erneuten Anschlussheilbehandlung im idyllischen Sommerfeld begann ich vorsichtig wieder mit dem normalen Sport. Heute mache ich zweimal in der Woche je eine Stunde intensives Training unter Anleitung. Ziel ist die Kräftigung und Stabilisierung der Wirbelsäule durch Kraftsport- und Beweglichkeitstraining.

Reisen, eine meiner Lieblingsbeschäftigungen, sind mittlerweile auch wieder möglich, obwohl ich jetzt die Zielorte sorgfältig nach der möglichen medizinischen Versorgung aussuche. Zu eindrucksvoll ist die schreckliche Vorstellung, im Falle einer Addison-Krise, also dem plötzlich absinkenden Cortisolspiegel, der zu schweren Kreislaufstörungen bis hin zum Koma führen kann, ausgelöst durch eine plötzliche extreme Stresssituation, keine ärztliche Versorgung zu bekommen. Das kann das Leben kosten. Ich erinnere mich, wie ich ein dreiviertel Jahr nach der Operation frohgemut einen Termin in der Impfstelle des Auswärtigen Amtes in Berlin wahrnahm. Ich wähnte mich so fit, dass ich zum Auftaktworkshop unseres Afrika-Projektes nach Maputo in Mosambik fahren wollte und dafür die nötigen Impfungen brauchte. Man muss dort vor dem Gang ins Behandlungszimmer einen Anamnesebogen ausfüllen, also in welchen Ländern man zuletzt gewesen ist – und welche Erkrankungen man hat und welche Medikamente man regelmäßig einnehmen muss. Das machte ich also und trug bei den zuletzt besuchten Ländern Mali ein (wo mein Sohn arbeitet und wir ihn zwei Jahre zuvor zu Weihnachten besucht hatten), Senegal (dort haben wir das Jahr 2014 begrüßt) und Äthiopien (das war Weihnachten 2015) und natürlich Kuba (meine letzte Dienstreise im Februar 2016, Sie erinnern sich).

Ja, und bei Erkrankungen und Medikamenten, wo ich sonst Striche gemacht hatte, trug ich nun meine Hypophyseninsuffizienz und die lange Liste der lebenserhaltenden und lebensverbessernden Medikamente ein. Den Bogen gab ich der Schwester und wartete auf den Aufruf der Tropenärztin. Ich muss dazu sagen, dass ich bei Reiseimpfungen auch deshalb die Impfstelle im Auswärtigen Amt bevorzuge, weil alle Tropenmediziner über eigene langjährige Erfahrungen in vielen Ländern der Erde verfügen. Das schafft besonderes Vertrauen. Umso mehr war ich betroffen, als die Ärztin mich fragte, wo ich denn hinreisen wollte. „Mosambik!“ entgegnete ich strahlend. Sie hatte natürlich den Anamnesebogen studiert und verschränkte jetzt entschlossen die Arme, um mir energisch zu entgegnen: „Sie fahren nirgendwo hin! Sind Sie lebensmüde? Wie kann man als akademisch gebildete Person so unvernünftig sein!“ Ich ging also ohne meine

Reiseimpfungen davon und meine Kollegen fuhren ohne mich nach Afrika. Ich war zunächst betrübt, weil ich zu dem Zeitpunkt noch Projektleiterin war und mit einer Rede den ersten Workshop eröffnen wollte. Was tun? Mit fiel der Medienservice der Universität ein. Ein Anruf genügte und zwei Kollegen kamen mit der nötigen Aufnahmetechnik zu mir. Ich saß in unserer Bibliothek und las meine geplante Rede vom Teleprompter ab. Die Techniker machten die Aufnahme noch professionell mit dem Humboldt-Uni-Logo fertig. Dann wurde alles auf einen USB-Stick kopiert und dieser flog mit meiner Kollegin nach Afrika. Dank dieser Videoaufnahme meiner Rede an die afrikanischen Projektteilnehmer, die sich mit meinen deutschen Kollegen in Maputo versammelt hatten, war ich dann doch dabei.

Also nix mehr mit „Out of Africa" in der Realität. Es sind vor allem Magen-Darm-Infekte, die zur Addison-Krise führen. Solche Infekte können vor allem in klimatisch heißen Ländern mit noch dazu schlechter Versorgung sehr schnell auftreten. Aber Deutschland und die europäischen Länder boten und bieten noch genügend für mich Unbekanntes, wo ich sehr gut mit meinem Medikamententäschchen und medizinischer Hilfe im Notfall zurechtkomme. So bin ich eben statt nach Maputo mit meinem Mann an die Flensburger Förde gefahren, wo mein Pen mit der Ampulle für das Wachstumshormon für drei Nächte Asyl zwischen Champagnerflaschen und Fisch im Kühlschrank des Hotelrestaurants fand. Abends ließ ich mir die Box diskret von der Tresenkraft geben und nach der Spritze wurde sie genauso unauffällig im Kühlschrank unter der Theke verstaut.

Lernerfahrungen gab es für mich natürlich auch. So meinte ich die Stewardess über meine Erkrankung und den möglichen Einsatz der Notfallspritze informieren zu müssen, als ich das erste Mal nach der Operation wieder geflogen bin. Die Augen der Stewardess wurden groß und sie meinte betreten, sie müsse darüber die Chefstewardess informieren. Diese kam, hörte sich meine Bitte an und ging dann zum Piloten, um mir anschließend mitzuteilen, dass ich aussteigen müsste, wenn ich nicht flugfähig wäre. Okayyy, also erklärte ich mit beruhigender Stimme in ganz langsamen Tonfall: „Vergessen Sie alles, was ich gesagt habe!" Und dabei dachte ich, dass das Flugpersonal doch in Erste-Hilfe-Leistungen ausgebildet wird. Die gleiche Scheu vor der Spritze habe ich später bei meinem Projektkoordinator erlebt, als ich ihm das Nothilfeset im Büro erklärt habe.

Kurz nach der Operation hatte ich natürlich noch Angst vor dem Fliegen. Was, wenn der Verschluss der Operationslöcher in meinem Kopf nicht halten würde? Das war natürlich Unsinn. Meine Ärzte warnten jedoch anfänglich vor Komplikationen durch den Druckunterschied im Flugzeug. Hier kam mir wieder der Zufall zu Hilfe. Als ich meinen Kontrolltermin im Virchow Klinikum hatte, sah ich einen Aushang, dass Teilnehmer an einer Hypoxiestudie gesucht würden. In der Studie ging es um Sauerstoffmangel (Hypoxie) während des Fliegens. Na, das war doch genau das, was ich brauchte! Ich meldete mich umgehend bei der Flugmedizinischen Untersuchungsstelle der Charité an. Im Sommer 2016 bekam ich einen Termin und durfte dann unter Versuchsbedingungen auf dem Ergometer „Fahrrad fahren". Die Auswertung zeigte, dass ich ... *nicht sauerstoffpflichtig während eines Linienfluges...* bin. Herz, was willst du mehr!

Später bin ich ganz routiniert in Flugzeuge gestiegen und habe, wenn gewünscht, dem Zoll und der Sicherheitskontrolle den Vordruck für den Transport meiner Kühlbox gezeigt. Es gab nie Probleme. Manchmal ist der Krankheitsstatus sogar hilfreich. Ich erinnere mich an eine Situation im März 2017, als AirBerlin (wer erinnert sich noch an AirBerlin?) auf dem Münchener Flughafen den Ausfall mehrerer Flugzeuge nach Berlin meldete. Natürlich war nicht nur ich davon betroffen. Es waren die Abendmaschinen nach Berlin und entsprechend belegt waren die Plätze vor allem durch Dienstreisende wie mich. Alle waren müde und wollten nach Hause. Jedenfalls wurde die letzte Maschine dieses Tages, die auch schon Verspätung hatte, aufgerufen und zugleich über Lautsprecher verkündet, dass noch zwei Plätze frei wären. Alles stürzte zum Abfertigungstresen am Gate und versuchte, einen der beiden Plätze zu bekommen. Ich bekam schon bei der Ansage leichte Panik. Immerhin war ich extra überpünktlich auf dem Flughafen gewesen, um stressfrei den Heimflug anzutreten – und nun dies. Chaos pur! Der zivilisierte Geschäftsmann wird zum Krieger in so einer Situation. Feines Blaues Tuch und Rimowa-Koffer sind nur noch Fassade. Hier geht es um das Leben. Aber halt mal! Es ging um MEIN Leben! Ich hatte leichtfertig nur die Tagesdosis Tabletten und das Nothilfeset mit der Spritze eingepackt. Und so stürzte ich also verzweifelt in die Menge, schwenkte meine silberne Notfalltasche mit dem warnroten Aufdruck und rief: „Ich muss bitte nach Hause!" Tatsächlich bekam ich ohne Probleme einen Platz in der wirklich vollbesetzten Maschine. Glück gehabt! Allerdings nehme ich jetzt immer ausreichend Medikamente mit. Man ist ja lernfähig!

Ähnlich kulant reagierte der Vertreter von EasyJet auf einem Flug nach Mailand. Da es nur eine Kurzreise war, hatte ich den Flug nur mit Handgepäck ohne Aufgabegepäck gebucht. Im Flughafengebäude in Berlin-Tegel las ich, dass mit Handgepäck wirklich nur EIN Stück Gepäck gemeint ist. Die Handtasche wäre schon ein zweites Gepäckstück. Als ich dem Mitarbeiter von EasyJet erklärte, dass ich in der Handtasche meine Medikamente und mein Notfallset transportieren würde, meinte er, dass das für seine Fluglinie kein Problem wäre, hier eine Ausnahme zu machen. Das gleiche erlebte ich in Mailand. Auch dort bei Nachfrage ein Blick in meine Tasche und – ich konnte passieren.

Tatsächlich lernt man mit der Erkrankung souveräner umzugehen, als ich es mir vorher vorstellen konnte. Hilfsmittel für Kurzreisen sind zum Beispiel Einwegspritzen mit dem Wachstumshormon in fertiger Dosierung, die sogar Temperaturen von 25 Grad Celsius vertragen und keine Kühlkette brauchen. Ich habe dadurch auch gelernt, mehr auf meinen Körper zu hören und mich nicht mehr selbst auszubeuten. Wie sagte Liza Minelli so treffend? „NEIN ist ein vollständiger Satz!" Während vorher immer: „Ja, natürlich, kein Problem!" über meine Lippen kam, überlege ich nun sorgfältiger, was ist wirklich wichtig, bzw. was kann ich mit gutem Gewissen zusagen. So gab ich die Mitgliedschaft in zahlreichen Gremien auf, meist zum Bedauern der Einrichtungen und natürlich ein bisschen auch mit Wehmut meinerseits. Ich habe die Projektleitung des großen Afrika-Projektes an meine Stellvertreterin abgegeben. Ich habe auch mein Vorlesungsdeputat gekürzt und nicht mehr jede Arbeit von interessierten Studierenden zur Betreuung angenommen, sondern sie an Kollegen verwiesen. Wahrscheinlich erledige ich jetzt ein eher normales Pensum und habe by the way meine Arbeitssucht in den Griff bekommen.

Sehr beruhigend ist unser sehr gutes Gesundheitswesen. Auch wenn es darüber immer wieder Diskussionen in der Öffentlichkeit gibt: Ich habe die Erfahrung gemacht, dass es immer klappt, wenn es wirklich wichtig ist.

16 Du bist nicht allein – „Bewährungshelfer“ Angehöriger und Glücksfall Selbsthilfegruppe

> Des Menschen größtes Verdienst bleibt wohl, wenn er die Umstände so viel als möglich bestimmt und sich so wenig als möglich von ihnen bestimmen lässt
>
> *(Johann Wolfgang von Goethe)*

An diese Worte vom Altmeister Goethe habe ich in vielen Situationen gedacht. Da der Mensch ein Sozialwesen ist, sucht er seinesgleichen, also Menschen, die ihn verstehen, und findet sie natürlich erst einmal in der Familie. Die gibt vor allem seelischen Halt, ist aber auch oft am meisten betroffen und fühlt sich von nun an für die Kranke verantwortlich. Für die Angehörigen ist es sehr wichtig, dass sie einbezogen sind und Verständnis für die Besonderheiten der Erkrankung entwickeln können. Ich betone Verständnis für eine Krankheit und nicht für einen „Schicksalsschlag“. Die Erkrankung ist schon hart genug für die Betroffenen. Für mich tun sich deshalb Abgründe auf, wenn jemand aus der eigenen Familie hören musste, dass die Erkrankung selbstverschuldetes Karma sei. Das ist gemein und bösartig.

Mein Mann, von unserem Sohn zu meinem „Bewährungshelfer" ernannt, hat sich von Anfang an auf meine Seite gestellt. Er kam mit zur Cortisonschulung, lernte, wie die Nothilfespritze zu setzen ist und begleitet mich auch regelmäßig zu den Treffen der Selbsthilfegruppe und zum jährlichen Kongress des Netzwerkes *Glandula*.

Die Selbsthilfegruppen, die regional agieren, sind der geschützte Raum, in dem man sich freiwillig und zwanglos alle zwei Monate für zwei Stunden treffen und sich austauschen kann. ALLE sind Experten ihrer eigenen Erkrankung und wissen genauer als jeder Arzt es kann, wie man sich fühlt. Ängste und Sorgen können herausgelassen werden. Wir geben uns untereinander Tipps über Medikamente, Ärzte und Reha-Einrichtungen sowie Ratschläge für den Alltag. Das sollte jeder Betroffene und auch die Angehörigen unbedingt nutzen. Alles, was in der Selbsthilfegruppe besprochen wird, bleibt in der Gruppe, das ist die erste Regel. Normalerweise gibt es zu Beginn eine kurze Vorstellungsrunde, sollten neue Teilnehmer anwesend sein. Dann können vor allem auch solche Fragen gestellt werden, die nur von Betroffenen zu beantworten sind.

Letztens stand „Schlaf und Schlaflosigkeit" – bis hin zu Albträumen – auf der Tagesordnung. Das Thema beschäftigt mich ebenfalls sehr. Ich bin erleichtert, wenn es anderen auch so geht und sie diese oder ähnliche Probleme haben. Hilfreich sind diese „Spiegelungen" allemal, weil man sich dann nicht mehr so allein und ausgegrenzt fühlt. Zudem gibt es kostenlose Informationsbroschüren, die vom Netzwerk Hypophysen- und Nebennierenerkrankungen e.V. *Glandula* oder auch von verschiedenen Pharmafirmen herausgegeben werden und über medizinische Aspekte aufklären. Das ist sehr wichtig, denn wenn man an einer seltenen Erkrankung leidet, ist es nicht so einfach, notwendige Informationen für sich selbst zu bekommen. Ich habe schon erwähnt, dass auch nicht alle Ärzte unbedingt fit sind, wenn es um Hypophysen-Insuffizienz geht. Deshalb kann ich die Mitgliedschaft im Netzwerk Hypophysen- und Nebennierenerkrankungen e.V. nur empfehlen.

Geht man auf die Website des Netzwerkes erfährt man: *Seit 1994 arbeiten wir zusammen an dem Austausch über Hypophysen- und Nebennierenerkrankungen zwischen Betroffenen, deren Familien und Ärzten.*

Über die Jahre ist so ein weitreichendes, sogar internationales Netzwerk entstanden ...

Das Netzwerk hat sich neben der Förderung des Austausches unter Betroffenen die folgenden Ziele gesetzt:

- *Hilfe zur Selbsthilfe bei Betroffenen durch Förderung des Kontaktes mit anderen Patienten und Ärzten*
- *Erstellung und Verteilung von Informationsmaterial für Betroffene, ihre Angehörigen, öffentliche Institutionen und Therapeuten*
- *Unterstützung der Forschung auf dem Gebiet der Hypophysen- und Nebennierenerkrankungen*
- *Förderung von Seminaren und Weiterbildungsmaßnahmen für Betroffene und Ärzte*

Hypophysen- und Nebennierenerkrankungen treten verhältnismäßig selten auf. Die Anzahl unserer Mitglieder ist dennoch rasant gestiegen. Von gerade einmal neun Gründungsmitgliedern im Jahr 1994 sind wir mittlerweile schon bei über 3200 angelangt. Eine Entwicklung, die zeigt, dass wir wertvolle Arbeit leisten.[1]

Noch wichtiger als bisher wurde für mich mein Freundeskreis. Hier muss ich nicht immer meine Situation erklären und weiß, dass achtsam mit mir umgegangen wird.

Besonders in den kritischen Situationen, also nach den Operationen und in den Anschlussheilbehandlungen, habe ich gespürt, wie wichtig Freunde sind. Es tat so gut, dass sich z. B. auch meine Freundinnen Yvonne und Beate, mit denen ich sonst eher sporadisch in Kontakt war, öfter anriefen und schrieben. Als ich sie vor kurzem in Kassel besuchte, nahmen sie mich extra mit zu einem Besuch des Heilhauses in Kassel, damit ich mich über die dort praktizierten Nährsystembehandlungen informiere.

In sehr guter Erinnerung sind mir auch die Besuche, die ich noch während meiner Reha in Bad Sülze bekam. Sie erinnern sich – eigentlich hatte mich mein lieber Mann dorthin begleitet. Er war nicht der einzige Angehörige, der mit in die Klinik gekommen war. So saß ein

[1] `https://www.glandula-online.de/wer-wir-sind.html`, Zugriff am 11.11.2019

älteres Ehepaar mit uns an einem Vierertisch. In ihrem Fall begleitete die Frau ihren kranken Mann. Wir unterhielten uns gelegentlich während der Mahlzeiten. Ansonsten wollten er und ich, die Kranken also, nur unsere Ruhe haben. Da sich mein Aufenthalt über acht Wochen erstreckte, fuhr mein Mann zwischendurch zwei Tage nach Hause, um die Post zu sichten und Dinge zu erledigen. Just an diesen beiden Tagen bekam ich Besuch. Am ersten Tag kamen Karl und Hartmut aus Berlin und Demmin und am nächsten Tag ein früherer Studienkollege, der jetzt in Rostock wohnt. Beide Besuche erfreuten mich und taten mir gut, auch weil sie aus der äußeren Welt kamen. Als am dritten Tag mein Mann wieder mit am Tisch saß, „petzte" der alte Herr ihm gegenüber sofort, dass ich in seiner Abwesenheit Herrenbesuch gehabt hätte. Wohl gemerkt, ich saß mit meinen Gästen nur jeweils eine Stunde im Café der Reha-Klinik. Mehr Zeit mit ihnen zu verbringen, hätten mir meine Kräfte gar nicht erlaubt. Mein Mann meinte auf diese Offenbarung denn auch ungerührt: „Ich weiß!" Aber ist doch interessant, wie man immer im Blickpunkt der Öffentlichkeit stehen kann, selbst in einer Reha-Klinik. Sonst kannte ich so etwas nur aus meinem normalen Leben als Hochschullehrerin. Ich weiß noch, wie ich einmal zur Weihnachtszeit mit meinem Mann durch die Geschäfte am Berliner Hackeschen Markt bummelte. In einem der Läden stand eine japanische Winke-Katze auf dem Kassentresen. Ich rief entzückt aus: „Oh, schau mal, hier gibt es Glücksbringer!" Prompt kam es von der jungen Kassiererin als Antwort: „Wenn ich das gewusst hätte, hätte ich Ihnen eine zur Ökologie-Prüfung mitgebracht, Frau Dr. Hoffmann!" Ich zuckte zusammen, nahm innerlich Haltung an, aber mein Mann fragte schon zurück: „Was für eine Note haben Sie denn bekommen?" Betrübt kam: „Eine 2,7!" Er darauf: „Na ist doch voll in Ordnung für eine Prüfung an der Universität!"

Noch verrückter war ein Erlebnis im Frühjahr 2015, ein Jahr vor meiner Erkrankung. Wir erkundeten Patagonien und waren auf Feuerland in Ushuaia, der südlichsten Stadt der Welt, angekommen. Unser Quartier war eine einfache Pension am Rande der Stadt. Als wir am nächsten Morgen zum Frühstück kamen, fand sich gleichzeitig eine deutsche Reisegruppe am Nebentisch ein. Nacheinander kamen die Teilnehmer an und es gab jedes Mal ein großes Hallo in typischer Gruppenlautstärke. Meinem Mann wurde es schließlich zu laut für den frühen Morgen. Er stand auf, ging hinüber und bat um Ruhe. Die

Antwort war: „Wir sind doch nur fröhlich!" – er daraufhin: „Man kann auch leise fröhlich sein!" Kurz darauf kam die argentinische Reiseleiterin, eine junge schlanke hochgewachsene Frau mit Rasta-Frisur. Die Reisenden beklagten sich bei ihr und sie schaute zu unserem Tisch. Als ich ihr Gesicht sah, dachte ich noch kurz, dass sie mir irgendwie bekannt vorkäme. Ihre Augen wurden größer als sie mich sah, dann stürzte sie mit dem Ausruf „Frau Hoffmann!" in meine Arme. Die Reiseleiterin war niemand anderes als meine ehemalige Studentin Erica H., die auch ihre Abschlussarbeit bei mir an der Humboldt Universität geschrieben hatte. Wie sagte Claudio aus Valencia? Richtig! – „Die Welt ist ein Taschentuch!"

Die Berliner Studierenden hatten übrigens absolutes Verständnis für die Einschränkungen durch meine Erkrankungen. Ich habe ihnen in knappen Worten meine Situation erklärt und für alle Fälle hinzugefügt, dass meine Intelligenz nicht gelitten hätte, auch wenn ich im Kopf operiert worden wäre. Das als Vorwarnung, dass die Prüfung natürlich Universitätsstandard behalten würde, falls sich jemand etwas anderes erhofft hätte.

Als ich nach der Entfernung der Metallkonstruktion aus meinem Rücken noch einmal drei Wochen zur Anschlussheilbehandlung war, schickten sie mir eine selbstgemalte Karte mit den Worten: *Gute Besserung wünscht Ihnen Ihr erstes Semester!* Das hat mich sehr gerührt.

17 Blick nach vorn!

> Mit jedem Tag der dir Hoffnung gibt, Mit jedem Ziel das noch vor dir liegt, Mit all der Sehnsucht die in dir wächst – Blick nach vorn
>
> *(Max Herre)*

So singt Max Herre in seinem Lied. Seine Worte ähneln der Aussage des griechischen Philosophen Heraklit, man kann nicht zweimal in den gleichen Wassern eines Flusses baden. Die Vergangenheit ist vergangen und lebt nur in der Erinnerung. Sie ist zwar Wurzel und oft Ursache für die Gegenwart und im Falle der Hypophyseninsuffizienz sogar der Zukunft, aber das Leben findet in der Gegenwart statt. Ich weiß, dass ich mich auf ein sehr gutes Gesundheitssystem verlassen kann, was immer funktioniert, wenn es wichtig ist. Wenn ich mal die typischen Packungsgrößen meiner Medikamente zusammenrechne, kosten diese zusammen ca. 2 600 Euro. Davon muss ich nur den Beitrag für gesetzlich Versicherte bezahlen. Nur das DHEA-Präparat bezahle ich voll. Ich werde stationär behandelt, wenn eine Darm- oder Magenspiegelung notwendig ist. Das ist sehr wichtig, weil gerade die Koloskopie gefährlich sein kann. Bei der dazu notwendigen Darmreinigung wird künstlich Durchfall erzeugt und der Organismus verliert viel Flüssigkeit. Es ist also eine ernste physische Stresssituation und für manch einen auch eine psychische Anspannung. Der Gedanke, dass man penetriert wird, ist nicht ohne.

Zu allen mich beschäftigenden Themen kann ich jederzeit meine behandelnden Ärzte, die Endokrinologie-Assistentinnen und Pflegekräfte fragen. Ich habe meine Selbsthilfegruppe. Es gibt das Patientennetzwerk *Glandula* – all das sind sehr wichtige und beruhigende Rahmenbedingungen.

Besonders wichtig für mich sind natürlich Familie und Freunde. Die kennen mich am besten und wissen auch um die psychischen Begleiterscheinungen der Erkrankung. Dank ihrer Hilfe kann ich mein Leben unbefangener gestalten.

Das Planen habe ich mir allerdings abgewöhnt, wie z. B. die Urlaubsplanungen. Ich habe noch allzu gut in Erinnerung, wie unsere, bereits zu Weihnachten 2015 organisierte traditionelle Städtereise für Pfingsten 2016 wegen meiner plötzlichen Erkrankung ins Wasser fiel. Seit vielen Jahren waren mein Mann und ich nämlich immer zu Pfingsten in Europa unterwegs und haben uns in vier Tagen eine Stadt erschlossen. Im Schicksalsjahr 2016 sollte es nach Sevilla gehen, worauf ich mich schon deshalb besonders gefreut hatte, weil uns ein ehemaliger Praktikant von mir eingeladen hatte. Da ich immer ohne irgendwelche Rückversicherungen gebucht habe, waren das immerhin fast 900 Euro für die Flüge mit Lufthansa, die wir nicht antreten konnten und die in den Sand gesetzt waren. Da ich aus Schaden nicht klug wurde oder doch eine unverbesserliche Optimistin bin („Was ist Geld? Bedrucktes Papier!"), hat sich das Ganze im Jahr darauf mit der Radreise wiederholt: Wieder keine Reiseversicherung abgeschlossen. Diesmal waren es ca. 4 000 Euro, die wir nicht in schöne Erlebnisse umsetzen konnten. Das machen wir nun anders. Wenn wirklich längerfristig voraus gebucht werden muss, dann immer mit Rücktrittsversicherung. Außerdem sind die Reiseziele bescheidener geworden. Europa oder auch Deutschland bieten so viele unbekannte schöne Ziele, auf die man sich freuen kann. Trotzdem will ich unbedingt einmal nach Hawaii! Vielleicht aber erst einmal nach Florida? Ich will unbedingt am Ende der Keys stehen und mir Kuba von der anderen Seite des Wassers anschauen. Das wäre doch was, oder?

Ich habe gelernt, mit meiner Erkrankung zu leben und auch zu wissen, dass zwar nicht mehr alles (was ist alles?!), dafür noch sehr viel möglich ist.

> Kurzum: Ich habe eine Hypophyseninsuffizienz. Punkt.
>
> Ich nehme deshalb die nötigen Medikamente. Punkt.
>
> Es geht mir gut. Punkt.
>
> Und: Ich bin kein Mängelexemplar! Ausrufezeichen!

18 Anhang

Glossar

Adenom Gutartige Geschwulst, ein Tumor aus Schleimhaut und Drüsengewebe.

Akromegalie Seltene Erkrankung, die durch einen gutartigen Tumor an der Hypophyse, der zu viel Wachstumshormon produziert, hervorgerufen wird. Akromegalie äußert sich u. a. im übermäßigen Wachstum von Händen und Füßen, aber auch Vergröberung der Gesichtszüge.

Chiasma opticum Kreuzung der rechten und linken Sehnerven. Wenn der Hypophysentumor eine bestimmte Größe hat, drückt dieser auf die Sehnervenkreuzung und führt zu Sehstörungen.

Cortisol (auch Kortisol) Lebensnotwendiges Hormon aus der Gruppe der Glucocorticoide. Der Name bezieht sich auf seine Funktion im Kohlenhydratstoffwechsel. Es reguliert den Energieumsatz in den Körperzellen und nimmt damit Einfluss auf den Blutzuckergehalt, das Immunsystem und das Wachstum. Es beeinflusst auch den Fett- und Eiweißstoffwechsel und den Knochenstoffwechsel. Cortisol ist ein wichtiges Stresshormon.

Cortison Cortison ist die durch Oxidation inaktivierte Form des Glucocorticoids Cortisol; umgangssprachlich werden Glucocorticoide – Medikamente mit Cortisolwirkung – häufig als „Cortison" bezeichnet.

Corticotrope (auch kortikotrope) Achse Bezeichnet das Zusammenspiel zwischen Hypophyse und Nebennieren. Wenn dieses Zusammenspiel gestört ist, werden die Hormone Cortisol, Aldestoron und

DHEA nicht ausgeschüttet. Symptome sind Leistungsabfall, Schwäche, Müdigkeit, Gewichtsverlust, Blässe, Übelkeit und Erbrechen sowie eine deutliche Unterzuckerung insbesondere unter Stressbedingungen.

CT Abk. für Computertomographie/Computertomografie, ein bildgebendes Verfahren in der Radiologie.

DHEA Abk. für Dehydroepiandrosteron, sogenannter Hormonvorläufer, Ausgangssubstanz für die Sexualhormone Testosteron bzw. Östrogen.

Endokrinologie Teilgebiet der Inneren Medizin. Lehre von den Hormonen, dem Stoffwechsel und den Erkrankungen auf diesem Gebiet. Hormone werden von endokrinen Drüsen, aber auch von bestimmten Zellen in Hoden und Eierstöcken, „endokrin" ausgeschüttet.

Gesichtsfeld Das, was ein Mensch sieht, ohne das Auge zu bewegen.

Glandula lat. Drüse, auch Bezeichnung des Selbsthilfenetzwerkes für Hypophysen- und Nebennierenerkrankungen e.V.

Gonadotrope Achse Achse des Hypothalamus-Hypophysen-Systems, das die Bildung und Freisetzung von Sexualhormonen (Testosteron, Östrogen und Progesteron) reguliert.

Hormone Chemische Signal- und Botenstoffe.

Hormonsubstitutionstherapie Behandlung einer Krankheit durch Verabreichung von fehlenden, normalerweise im Organismus vorkommenden Hormonen.

Hydrocortison Medikament in Tablettenform, das reines Cortisol enthält. In Notfällen (Addison-Krise) und im Krankenhaus wird vor jeder problematischen Untersuchung (z. B. Darmspiegelungen) oder vor und nach Operationen dem Körper Hydrocortison als Infusionslösung zugeführt.

Hypophyse dt. Hirnanhangdrüse, Steuerzentrum für die meisten hormonellen Abläufe im Körper; liegt im Kopf auf Höhe der Nase in einer knöchernen Vertiefung unter der Sehnervenkreuzung und damit an der Unterseite des Gehirns; Zielorgane sind die Schilddrüse, Nebennieren und Eierstöcke/Hoden.

Hypophyseninsuffizienz Funktionsminderung bzw. Funktionsverlust der Hypophyse.

Hypophysenadenom Gutartiger Tumor an der Hypophyse.

Hypophysenmikroadenom Gutartiger Tumor mit einer Größe unter 1 cm.

Hypophysenmakroadenom Gutartiger Tumor mit einer Größe ab 1 cm, Tumore ab 2 cm Größe sollten operiert werden.

Hypothalamus Übergeordnetes Steuerzentrum. Teil des Zwischenhirns mit Verbindung zu verschiedenen Hirnstrukturen, zum Nervensystem und zum Hormonsystem. Liegt über der Hypophyse und ist mit ihr durch den Hypophysenstiel verbunden. Hypothalamus und Hypophyse bilden eine Funktionseinheit.

L-Thyroxin Schilddrüsenhormon, dient u. a. zur Behandlung einer Schilddrüsenunterfunktion.

MRT Abk. für Magnetresonanztomographie, bildgebendes Verfahren, das Schichtaufnahmen des Körpers mit Hilfe von Magnetfeldern und Radiowellen darstellt, Standardbildgebungsverfahren für die Hypophyse.

Nebennieren Hormondrüsen; im – inneren – Nebennierenmark werden die Stresshormone Adrenalin und Noradrenalin gebildet, in der – äußeren – Nebennierenrinde die Hormone Aldosteron, Cortisol und DHEA.

Omnitrope Medikament mit synthetisch hergestelltem Wachstumshormon (Somatropin).

Pen Stiftförmiges Injektionswerkzeug, womit die exakte Menge eines Medikaments gespritzt werden kann.

Plenadren Medikament in Tablettenform, das Cortisol enthält.

Somatrope Achse Bezeichnet die Hormonwirkung auf den gesamten Körper, hat außerordentliche physiologische Bedeutung für Wachstums-, Differenzierungs- und Stoffwechsel-Prozesse bei Kindern und Erwachsenen.

Thyreotrope Achse Verbindung zwischen Hypophyse und Schilddrüse.

Transsphenoidal Begriff aus der Neurochirurgie, bedeutet *durch das Keilbein* (Os sphenoidale).

Wachstumshormon (auch GH oder STH) Ein körpereigenes Eiweiß (Polypeptid), wird in der Hirnanhangsdrüse gebildet.

Nützliche Informationen

Anschlussheilbehandlung: Nach einer schweren Operation steht den Betroffenen eine Anschlussheilbehandlung direkt im Anschluss an den Krankenhausaufenthalt zu. Diese muss noch im Krankenhaus beantragt werden. In meinem Fall erledigte das die Mitarbeiterin des Sozialdienstes.

https://www.deutsche-rentenversicherung.de/DRV/DE/Reha/Medizinische-Reha/Anschlussrehabilitation-AHB/anschlussrehabilitation-ahb.html

Ärztekonsortium: Jeder Betroffene sollte einen Endokrinologen seines Vertrauens haben und auch unbedingt andere Fachärzte*innen, (Augen, Gynäkologie, Urologie, Kardiologie etc., Hausarzt) über die Erkrankung informieren. Für das Arztgespräch empfiehlt sich, eine Liste mit Fragen vorzubereiten, da man manchmal aufgeregt ist und wichtige Dinge leicht vergisst.

App Nebennieren: Neben gedrucktem Notfallausweis des Netzwerkes für Hypophysen- und Nebennierenerkrankungen e.V. und Europäischer Notfallkarte ist die App Nebennieren für das Handy sehr nützlich. Hier sind alle persönlichen Daten gespeichert. Die Informationen zur Erstversorgung können in Film und Schrift abgerufen werden. So kann sofort nach dem Grundsatz: „Erst spritzen, dann reden", der für den Notfall lebenswichtig ist, gehandelt werden.

Arbeitsalltag und Alleinreisen zu Verwandten und Freunden: Am Arbeitsplatz sollte unbedingt ein Nothilfeset deponiert werden und eine Kollegin oder ein Kollege als „Nothelfer" angesprochen werden. Die- oder derjenige kann zweckmäßigerweise zur Schulung mitkommen und so lernen, wie man im Falle einer Addison-Krise handeln muss. Sehr hilfreich zur Veranschaulichung sind auch die Animationsfilme auf YouTube. Ich zeige sie Freunden, wenn ich dort zu Besuch bin. Leicht verständlich wird hier gezeigt, was eine Addison-Krise ist und wie die Notfallspritze zu handhaben ist.

https://www.youtube.com/watch?v=g-UNX_jQHA4

BEM und Hamburger Modell: BEM ist die Abkürzung für „Betriebliches Eingliederungsmanagement". Das sollte es überall dort geben, wo es auch eine Personalvertretung für Arbeitnehmer gibt. Also, sich unbedingt erkundigen. Das BEM erfolgt in Absprache mit der Betroffenen und dem jeweiligen unmittelbaren Vorgesetzten. Es werden verbindliche Vereinbarungen wie zeitweise Home Office oder Verbesserungen des Arbeitsplatzes für die Dauer eines Jahres getroffen, so dass man allmählich wieder belastet werden kann.

`http://www.berlin.de/gerichte/arbeitsgericht/presse/pressemitteilungen/2015/pressemitteilung.429473.php`

Sehr sinnvoll ist es, wenn man nach Operation und Anschlussheilbehandlung mindestens 6 Wochen krank geschrieben war, das sogenannte „Hamburger Modell" zu wählen, das einen stufenweisen Wiedereinstieg ins Arbeitsleben ermöglicht.

`https://www.arbeitstipps.de/hamburger-modell-so-funktioniert-die-schrittweise-wiedereingliederung.html`

IRENA: Kurzname für Intensivierte Rehabilitationsnachsorge und ein Nachsorge-Konzept der Deutschen Rentenversicherung, das seit 1999 angeboten wird. Das Programm kann von Versicherten der Deutschen Rentenversicherung nach einer stationären oder ambulanten Rehabilitation in Anspruch genommen werden: *IRENA kommt für Sie in Betracht, wenn Sie nach der Reha noch Probleme in mehreren Bereichen haben. Das ganzheitliche Nachsorgeangebot zielt auf die Stabilisierung Ihrer Erwerbsfähigkeit ab. Je nach Bedarf werden Leistungen aus mindestens zwei der nachfolgenden Therapiefelder erbracht:*

Therapiefeld I: Sport- und Bewegungstherapie, Physiotherapie
Therapiefeld II: Klinische Psychologie, Arbeitstherapie, Klinische Sozialarbeit
Therapiefeld III: Information/Motivation/Schulung, Ernährungsmedizin

IRENA wird ausschließlich in stationären und ganztägig ambulanten Rehabilitationseinrichtungen durchgeführt

`https://www.deutsche-rentenversicherung.de/DRV/DE/Reha/Reha-Nachsorge/IRENA/irena_node.html`

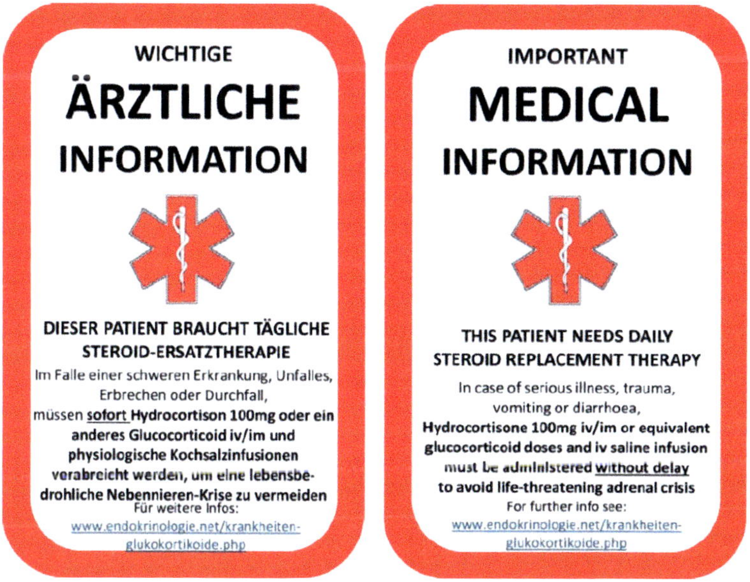

Abbildung 18.1: Europäische Notfallkarte

Nothilfeset und Notfallausweis: Beides ist immer bei sich zu führen. Das Nothilfeset sollte folgende Dinge enthalten:

1 Ampulle Hydrocortison 100 mg
1 Einweg-Spritze 2ml
1 Kanüle Durchmesser: 0,90 x 50 mm 18 G x 1 ½ (zum Aufziehen gelb)
1 Kanüle Durchmesser: 0,40 x 12 mm 27 G x ½ (zum Spritzen grau)
... und die Gebrauchsanwendung

1 Cortison-Zäpfchen (z. B. Rectodelt 100 mg)
1 Blister Hydrocortison, um im Notfall 10 Tabletten in Wasser aufzulösen und schluckweise zu trinken; ggf. die Tabletten auch zerkauen und schlucken,
2–3 Traubenzuckertabletten
1 Tütchen Salz

außerdem den Notfallausweis und eine Liste mit Telefonnummern von Angehörigen und dem behandelnden Endokrinologen.

Den Notfallausweis erhält man beim Netzwerk für Hypophysen- und Nebennierenerkrankungen e. V. und auch beim behandelnden Endokrinologen und sollte ihn dort auch ausfüllen lassen. Neben persönlichen Angaben sind hier Diagnose und persönliche Medikation vermerkt. Außerdem enthält er einen Überblick, wie das Hydrocortison in Situationen, die zu Cortisolmangel führen können, zu dosieren ist. Und ganz wichtig: schon auf dem Notfallausweis gibt es einen zweisprachigen Vermerk in Deutsch und Englisch für den Zoll, dass die Patientin zur Aufrechterhaltung einer Hormonersatztherapie ein Spritzbesteck oder einen Pen als Injektionshilfe für Hydrocortison

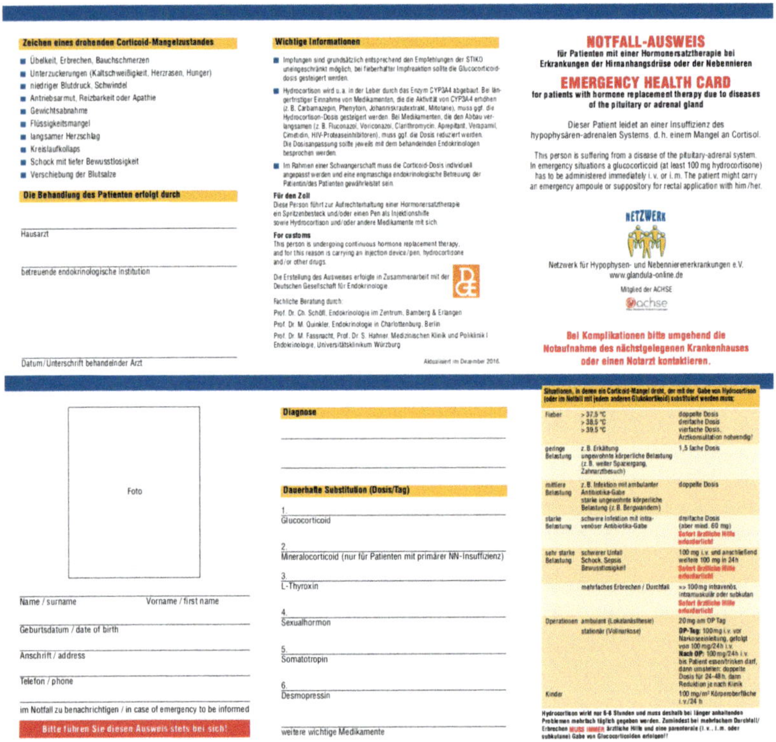

Zeichen eines drohenden Corticoid-Mangelzustandes

- Übelkeit, Erbrechen, Bauchschmerzen
- Unterzuckerungen (Kaltschweißigkeit, Herzrasen, Hunger)
- niedriger Blutdruck, Schwindel
- Antriebsarmut, Reizbarkeit oder Apathie
- Gewichtsabnahme
- Flüssigkeitsmangel
- langsamer Herzschlag
- Kreislaufkollaps
- Schock mit tiefer Bewusstlosigkeit
- Verschiebung der Blutsalze

Die Behandlung des Patienten erfolgt durch

Hausarzt

betreuende endokrinologische Institution

Datum/Unterschrift behandelnder Arzt

Wichtige Informationen

- Impfungen sind grundsätzlich entsprechend den Empfehlungen der STIKO uneingeschränkt möglich, bei fieberhafter Impfreaktion sollte die Glucocorticoiddosis gesteigert werden.
- Hydrocortison wird u. a. in der Leber durch das Enzym CYP3A4 abgebaut. Bei längerfristiger Einnahme von Medikamenten, die die Aktivität von CYP3A4 erhöhen (z. B. Carbamazepin, Phenytoin, Johanniskrautextrakt, Mitotane), muss ggf. die Hydrocortison-Dosis gesteigert werden. Bei Medikamenten, die den Abbau verlangsamen (z. B. Fluconazol, Voriconazol, Clarithromycin, Aprepitant, Verapamil, Cimetidin, HIV-Proteaseinhibitoren), muss ggf. die Dosis reduziert werden. Die Dosisanpassung sollte jeweils mit dem behandelnden Endokrinologen besprochen werden.
- Im Rahmen einer Schwangerschaft muss die Corticoid-Dosis individuell angepasst werden und eine engmaschige endokrinologische Betreuung der Patientin/des Patienten gewährleistet sein.

Für den Zoll
Diese Person führt zur Aufrechterhaltung einer Hormonersatztherapie ein Spritzenbesteck und/oder einen Pen als Injektionshilfe sowie Hydrocortison und/oder andere Medikamente mit sich.

For customs
This person is undergoing continuous hormone replacement therapy, and for this reason is carrying an injection device/pen, hydrocortisone and/or other drugs.

Die Erstellung des Ausweises erfolgte in Zusammenarbeit mit der Deutschen Gesellschaft für Endokrinologie.

Fachliche Beratung durch:

Prof. Dr. Ch. Schöfl, Endokrinologie im Zentrum, Bamberg & Erlangen

Prof. Dr. M. Quinkler, Endokrinologie in Charlottenburg, Berlin

Prof. Dr. M. Fassnacht, Prof. Dr. S. Hahner, Medizinischen Klinik und Poliklinik I Endokrinologie, Universitätsklinikum Würzburg

Aktualisiert im Dezember 2016.

NOTFALL-AUSWEIS
für Patienten mit einer Hormonersatztherapie bei Erkrankungen der Hirnanhangsdrüse oder der Nebennieren

EMERGENCY HEALTH CARD
for patients with hormone replacement therapy due to diseases of the pituitary or adrenal gland

Dieser Patient leidet an einer Insuffizienz des hypophysären-adrenalen Systems, d. h. einem Mangel an Cortisol.

This person is suffering from a disease of the pituitary-adrenal system. In emergency situations a glucocorticoid (at least 100 mg hydrocortisone) has to be administered immediately i. v. or i. m. The patient might carry an emergency ampoule or suppository for rectal application with him/her.

NETZWERK

Netzwerk für Hypophysen- und Nebennierenerkrankungen e.V.
www.glandula-online.de

Mitglied der ACHSE

achse

Bei Komplikationen bitte umgehend die Notaufnahme des nächstgelegenen Krankenhauses oder einen Notarzt kontaktieren.

Foto

Name / surname   Vorname / first name

Geburtsdatum / date of birth

Anschrift / address

Telefon / phone

im Notfall zu benachrichtigen / in case of emergency to be informed

Bitte führen Sie diesen Ausweis stets bei sich!

Diagnose

Dauerhafte Substitution (Dosis/Tag)

1. Glucocorticoid
2. Mineralocorticoid (nur für Patienten mit primärer NN-Insuffizienz)
3. L-Thyroxin
4. Sexualhormon
5. Somatotropin
6. Desmopressin

weitere wichtige Medikamente

Situationen, in denen ein Corticoid-Mangel droht, der mit der Gabe von Hydrocortison (oder im Notfall mit jedem anderen Glukokortikoid) substituiert werden muss:

Fieber	> 37,5 °C > 38,5 °C > 39,5 °C	doppelte Dosis dreifache Dosis vierfache Dosis, Arztkonsultation notwendig!
geringe Belastung	z. B. Erkältung ungewohnte körperliche Belastung (z. B. weiter Spaziergang, Zahnarztbesuch)	1,5 fache Dosis
mittlere Belastung	z. B. Infektion mit ambulanter Antibiotika-Gabe starke ungewohnte körperliche Belastung (z. B. Bergwandern)	doppelte Dosis
starke Belastung	schwere Infektion mit intravenöser Antibiotika-Gabe	dreifache Dosis (aber mind. 60 mg) **Sofort ärztliche Hilfe erforderlich!**
sehr starke Belastung	schwerer Unfall Schock, Sepsis Bewusstlosigkeit	100 mg i.v. und anschließend weitere 100 mg in 24 h **Sofort ärztliche Hilfe erforderlich!**
	mehrfaches Erbrechen / Durchfall	=> 100 mg intravenös, intramuskulär oder subkutan **Sofort ärztliche Hilfe erforderlich!**
Operationen	ambulant (Lokalanästhesie)	20 mg am OP Tag
	stationär (Vollnarkose)	**OP-Tag:** 100 mg i.v. vor Narkoseeinleitung, gefolgt von 100 mg/24 h i.v. **Nach OP:** 100 mg/24 h i.v. bis Patient essen/trinken darf, dann umstellen: doppelte Dosis für 24–48 h, dann Reduktion je nach Klinik
Kinder		100 mg/m² Körperoberfläche i.v./24 h

Hydrocortison wirkt nur 6-8 Stunden und muss deshalb bei länger anhaltenden Problemen mehrfach täglich gegeben werden. Zumindest bei mehrfachem Durchfall/Erbrechen MUSS IMMER ärztliche Hilfe und eine parenterale (i. v., i. m. oder subkutane) Gabe von Glucocorticoiden erfolgen!!

Abbildung 18.2: Notfallausweis des Netzwerkes für Hypophysen- und Nebennierenerkrankungen e.V.

und/oder andere Medikamente (wie zum Beispiel das Omnitrope) mit sich führt. Daneben habe ich noch ein Kärtchen mit der Aufschrift „Wichtige Ärztliche Information" in meiner Handyhülle.

Notwendige Kontrollen: Es empfiehlt sich, regelmäßig eine Kontrolle des Kopfes und des Gesichtsfeldes durchzuführen, um auszuschließen, dass sich erneut ein Adenom bildet, also der Tumor wieder wächst. Die Hormonwerte sollten alle halbe Jahre kontrolliert werden, um gegebenenfalls eine Anpassung der Medikamente durchzuführen. Für diese Kontrollen ist es in der Regel nicht nötig, nüchtern zu sein oder seine Tabletten nicht zu nehmen. Es gibt nur wenige Blutwerte, die man nüchtern bestimmen muss. Das wird dem Patienten dann vorher angesagt.

Online-Wegweiser für Menschen mit chronischen Erkrankungen: Das Pharmaunternehmen Pfizer hat einen solchen Wegweiser entwickelt, der auch für Menschen mit einer seltenen Erkrankung geeignet ist.

https://www.hilfefuermich.de/seltene-erkrankungen

Patientenverfügung und Testament: Da man im Krankenhaus bei ernsten Erkrankungen sowieso nach einer Patientenverfügung gefragt wird, sollte man diese rechtzeitig ausfüllen. Auf der Seite des Bundesministeriums für Gesundheit gibt es dazu entsprechende Hinweise. So heißt es auf der Website: *Mit einer schriftlichen Patientenverfügung können Patientinnen und Patienten vorsorglich festlegen, dass bestimmte medizinische Maßnahmen durchzuführen oder zu unterlassen sind, falls sie nicht mehr selbst entscheiden können. Damit wird sichergestellt, dass der Patientenwille umgesetzt wird, auch wenn er in der aktuellen Situation nicht mehr geäußert werden kann.*

https://www.bundesgesundheitsministerium.de/patientenverfuegung.html

Auch ein Testament kann man vorher machen. Mein Mann und ich haben beide Dinge – Patientenverfügung und Testament – schon frühzeitig anlässlich seines Eintritts in den Ruhestand geregelt. Das entspannt in kritischen Situationen und ist vor allem für die Angehörigen beruhigend und entlastet von möglichen Verantwortungen.

Reisen: Bei Reisen sind unbedingt ausreichend Medikamente und die ärztliche Bescheinigung, dass diese notwendig sind, mitzunehmen. Vor längeren Reisen, besonders ins Ausland mit Zeitverschiebung und bei Tropenreisen, empfiehlt es sich, die Reise mit dem behandelnden Endokrinologen zu planen.

Schwerbehinderung: Auf jeden Fall sollte ein Antrag auf Schwerbehinderung gestellt werden, auch wenn das nicht einfach ist und manchmal erst mit anwaltlicher Hilfe durchgesetzt werden kann. Gerade für chronisch Kranke gibt es einige Entlastungen.

Diese Rechte haben schwerbehinderte Berufstätige

- Ihnen stehen bei einer Fünf-Tage-Woche fünf zusätzliche Urlaubstage im Jahr zu.
- Sie müssen keine Überstunden machen.
- Sie können bei der Einkommensteuer einen Pauschbetrag zwischen 310 und 1 420 Euro im Jahr geltend machen, je nach Grad der Behinderung.
- Sie dürfen abschlagsfrei früher in Rente gehen.
- Sie genießen einen besonderen Kündigungsschutz.

`https://www.test.de/Schwerbehindertenausweis-Wie-der-Nachweis-das-Leben-erleichtert-5379478-0/`

Selbsthilfegruppen: Empfehlenswert ist die Teilnahme an den Treffen der Selbsthilfegruppen, die es regionalweit in Deutschland gibt, und die Mitgliedschaft im Netzwerk Hypophysen- und Nebennierenerkrankungen e. V., Waldstr. 53, 90763 Fürth
E-Mail: netzwerk@glandula-online.de

`http://www.glandula-online.de`

Bei den Treffen der Selbsthilfegruppe kann man sich mit anderen Betroffenen austauschen und erhält Broschüren und Informationsmaterial zur Erkrankung. Angehörige können und sollten an den Treffen teilnehmen. Mein Mann begleitet mich immer und nimmt ebenfalls viele nützliche Informationen mit.

Transportbox und Pen für das Wachstumshormon: Der Injektionsapparat besteht aus verschiedenen Teilen, die zusammengeschraubt werden. Die Ampulle mit Wachstumshormon wird eingesetzt. Die Kanüle wird täglich gewechselt. Der Pen wird in einer Plastikschatulle im Kühlschrank gelagert. Für Reisen gibt es eine Transportbox, die in einer Kühltasche verstaut wird. Bei anstehenden längeren Reisen kommen in diese Kühltasche Kühl-Akkus, die vorher im Tiefkühlschrank gekühlt wurden.

Verhalten bei Infektionen: Bei Grippe oder (wie 2020) bei der möglichen Infektion mit Corona-Viren sind die üblichen Hinweise wie Vermeiden sozialer Kontakte, dagegen häufiges Händewaschen sowie Husten- und Niesen-Etikette zu berücksichtigen. Die Teilnahme an den Grippeschutzimpfungen sollte selbstverständlich sein. Die Anpassung der Glucocorticoid-Dosis (d. h. Hydrocortison, Prednisolon etc.) entsprechen den Regeln für andere Infektionen wie zum Beispiel einer Erkältung, Grippe oder dem Auftreten von Fieber. Hinweise dazu finden sich z. B. auf dem Notfallausweis.

Beispielsweise bei Fieber:

> 37,5 °C doppelte Dosis
> 38,5 °C dreifache Dosis
> 39,5 °C vierfache Dosis, Arztkonsultation notwendig!

Ausgewählte weiterführende und ergänzende Literatur für Betroffene

- Athanasoulia, A. et al. (2015): Psychische Probleme bei Patientinnen mit Hypophysen-und Nebennierenerkrankungen, Redakt. Bearbeitung: Christian Schulze Kalthoff, Patienteninformationsbroschüre des Netzwerkes Hypophysen- und Nebennierenerkrankungen e. V. Fürth
- Buchfelder, M. und Stalla, G.K. (2017): Hypophysentumoren: Von der Diagnose zur Therapie – Ein Patientenratgeber, 3. Aufl. Pfizer Pharma GmbH
- Fegter, C. (2014): Mein Leben mit einer Hormonstörung, Die Krise als Chance – eine Morbus-Addison-Patientin berichtet, Patienteninformationsbroschüre, Netzwerk Hypophysen- und Nebennierenerkrankungen e. V. Fürth
- Grave, C. (2012): Therapie mit Geschlechtshormonen (Sexualhormonen) bei Patientinnen mit nachgewiesener Hypophyseninsuffizienz, Redakt. Bearbeitung: Christian Schulze Kalthoff, Patienteninformationsbroschüre des Netzwerkes Hypophysen- und Nebennierenerkrankungen e. V., Fürth
- Kleinberg, D.L. (Hrsg): Stewart Paul, M. und Lee Vance, M. (dt. Übersetzung: Strasburger, C.J.): Hypophyseninsuffizienz – Antwort auf Ihre Fragen, Pituitary Society, New York
- Schöfl, C. (2010): Wachstumshormon – Regulation und Substitution, Hrsg: Michael Droste, Praxis für Endokrinologie in Oldenburg, Grafik-Design: Hilmar Eltze, Edewecht, Überarbeitung und Vertrieb: M. Jordan, ClinSupport GmbH, Erlangen © 2010
- Zopf, K., Friedrich, C., Quinkler, M. (2014): Hydrocortison Notfall-Set, Informationsblatt

Internetquellen

https://www.bundesgesundheitsministerium.de/themen/praevention/gesundheitsgefahren/seltene-erkrankungen.html

https://www.gesundheitsinformation.de/welche-augenuntersuchungen-gibt-es.2966.de.html

https://www.charite.de/klinikum/

Charité o.D. in: https://www.charite.de/die_charite/

https://www.betanet.de/anschlussheilbehandlung.html

https://de.wikipedia.org/wiki/Eine_unerh%C3%B6rte_Frau

https://www.apotheken-umschau.de/Medikamente/L-Thyroxin-Wirkung-Nebenwirkungen-Anwendungstipps-548217.html

https://www.lungenaerzte-im-netz.de/news-archiv/meldung/article/cortison-nutzen-notwendigkeit-und-nebenwirkungen/

https://de.wikipedia.org/wiki/Liste_der_Nobelpreistr%C3%A4ger_f%C3%BCr_Physiologie_oder_Medizin

https://de.wikipedia.org/wiki/Diabetes_insipidus

https://www.netdoktor.de/Diagnostik+Behandlungen/Laborwerte/Wachstumshormon-Growth-hormone-2156.html

https://opus.bibliothek.uni-wuerzburg.de/opus4-wuerzburg/frontdoor/deliver/index/docId/14065/file/Spinnler_Christina_Nebennierenkrise_Nebenniereninsuffizienz.pdf

https://www.aerzteblatt.de/archiv/151858/Nebeninerenrinden-Insuffizienz-lbendebedr

https://www.deutsche-apotheker-zeitung.de/daz-az/2002/daz-8-2002/uid-5535

https://de.wikipedia.org/wiki/Dehydroepiandrosteron

https://www.klinikumnuernberg.de/DE/ueber_uns/Fachabteilungen_KN/kliniken/neurochir/fachinformationen/Hypophysentumore___Tumore_der_Sellaregion.pdf

https://anthrowiki.at/Eurythmie

https://www.youtube.com/watch?v=g-UNX_jQHA4

https://www.youtube.com/watch?v=5_6nqITniMw

http://www.berlin.de/gerichte/arbeitsgericht/presse/pressemitteilungen/2015/pressemitteilung.429473.php

https://www.arbeitstipps.de/hamburger-modell-so-funktioniert-die-schrittweise-wiedereingliederung.html

https://www.test.de/Schwerbehindertenausweis-Wie-der-Nachweis-das-Leben-erleichtert-5379478-0/

https://www.deutsche-rentenversicherung.de/DRV/DE/Reha/Reha-Nachsorge/IRENA/irena_node.html

https://www.deutsche-rentenversicherung.de/DRV/DE/Reha/Medizinische-Reha/Anschlussrehabilitation-AHB/anschlussrehabilitation-ahb.html

https://www.endokrinologie.net/akromegalie.php

https://de.wikipedia.org/wiki/Computertomographie

https://www.medicover.de/de/expertise-field/endokrinologie

https://de.wikipedia.org/wiki/Magnetresonanztomographie

Schöfl, *Wachstumshormon.* In: https://www.endokrinologie.net/files/download/broschueren/16-wachstumshormon.pdf

Kann, PH und Pasedach, M. *Hypophysenerkrankungen, Ein umfassender Ratgeber für Patienten.* In: https://www.ukgm.de/doc_uploads/public/802/3941_1.pdf

Danksagung

Schreiben ist eine einsame Angelegenheit. Auf dem Buchumschlag steht dann der Name der Autorin oder des Autors. Dennoch sind viele Menschen an der Entstehung eines Werks beteiligt. Diesen möchte ich an dieser Stelle danken.

Meine Testleserinnen der ersten und zweiten Stunde waren die Endokrinologie-Assistentinnen der Berliner Charité Kathrin Zopf und Janina Sauerwald. Sie haben mich motiviert, mich zudem mit reichlich medizinfachlicher Literatur versehen und mein Verständnis davon diskutiert. Vielen lieben Dank an Sie beide!

Weitere Fragen zu medizinischen Sachverhalten wurden mir sehr geduldig und ausführlich von Frau OÄ Dr. Blanca Lüdecke, Frau Dr. Uta Kramer und Herrn Prof. Dr. Christian Strasburger (in alphabetischer Reihenfolge) beantwortet. Ich danke Ihnen sehr, dass Sie sich die Zeit für mich und mein Buch genommen haben!

Da das Buch ja auch für und im Namen der Betroffenen von mir geschrieben wurde, danke ich den Mitgliedern der Berliner Selbsthilfegruppe für Hypophysen- und Nebennierenerkrankungen und dem Netzwerk *Glandula*. Namentlich genannt seien Katharina und Pia. Danke euch beiden Tapferen für eure Testlesungen und eure Anmerkungen aus der Sicht anderer Betroffener. Dasselbe gilt für die zahlreichen Freundinnen und Freunde, Verwandten und Bekannten, die mir beim Schreiben gelegentlich über die Schulter geschaut haben. Stellvertretend sei meine Freundin Dr. Beate Scheunemann genannt, der ich für ihre Sorgfalt beim Lesen des Manuskripts und für ihre wertvollen Hinweise danke, wenn ich mich zum Beispiel in zu vielen Schachtelsätzen verschachtelt hatte.

Ich merke, die Danksagung wird ein eigenes Kapitel. Aber ich will und muss noch meinem Mann Ulrich und meinem wunderbaren Sohn Kai danken, die mir den Rücken gestärkt haben und sowieso immer für mich da sind. Mein lieber Mann hatte sich schon so auf meinen Ruhestand gefreut – und nun hatte mein Tag wieder Arbeit und Struktur, wie bisher... Danke für dein Verständnis und für alle Unterstützung!

Zum Schluss danke ich noch ausdrücklich allen meinen mich behandelnden Ärztinnen und Ärzten sowie allen Krankenschwestern, Pflegern und Therapeuten!